RHINOPLASTIE D'AUGMENTATION
Correction des ensellures nasales

COLLECTION MONOGRAPHIES EN CHIRURGIE O.R.L.
ET CERVICO-FACIALE

Rhinoplastie d'augmentation
Correction des ensellures nasales

G. SÉNÉCHAL

arnette
2, rue Casimir-Delavigne,
75006 Paris
1991

Dans la même collection et chez le
même éditeur

Sénéchal G. – Otoplastie, 64 p., 21 ill.

Soudant J. – Chirurgie du nerf facial, 80 p., 49 ill., 1 tabl.

Sénéchal G. – Rhinoplastie, Technique de base, 88 p., 30 ill.

Sterkers J.M. – Chirurgie du neurinome de l'acoustique, 64 p., 30 ill.

Roulleau P., Coudert-Vachoud M. – Ossiculoplasties, la réfection de la chaîne ossiculaire au cours des tympanoplasties, 56 p., 48 ill.

ARNETTE S.A.
2, rue Casimir-Delavigne
75006 Paris
France

ISBN : 2-7184-0543.0

La greffe est le triomphe de l'art sur la nature.

LIGER

Sommaire

INTRODUCTION 1

RAPPEL ANATOMIQUE 3
Tiers supérieur osseux 4
Tiers moyen cartilagineux fixe 4
Tiers inférieur cartilagineux mobile 6
Périchondre, périoste et tissus mous 8

RAPPEL PHYSIOLOGIQUE 11

RAPPEL ÉTIOLOGIQUE 13
Étiologie traumatique 13
Étiologie infectieuse 13
Étiologie congénitale 14

EXAMEN PRÉOPÉRATOIRE 15
Examen de la pyramide nasale et de la face 15
Rhinoscopie 16
Examens complémentaires 16
Examen général 16
Évaluation psychologique 16

INSTRUMENTATION 19

CORRECTION CHIRURGICALE DES ENSELLURES 23

MATÉRIAUX UTILISABLES DANS LE TRAITEMENT DES ENSELLURES 25
Le cartilage 25
Avantages et inconvénients théoriques 25
Sites et méthodes de prélèvement des autogreffes 25
Homo- et hétérogreffes 29
L'os 29
Avantages et inconvénients théoriques 29
Sites et méthodes de prélèvements des autogreffes 30
Homo- et hétérogreffes 35
Les autres greffes 35
Les implants 36
Les silicones 36
Les polytétrafluoéthylènes 36
Les céramiques 37
Polyamide 37

TECHNIQUES DE CORRECTION DES ENSELLURES 39
Correction des ensellures de petite et moyenne dimension par modification des structures nasales de voisinage 40
Résection de la saillie apparente formée par les os propres 40
Élévation de l'arête par translation médiane des volets osseux 40
Glissement et rotation des cartilages latéraux 40
Élévation de l'arête par correction du septum 41
Comblement des ensellures modérées par mise en place de petits greffons 41
Correction des ensellures importantes 45
Choix du matériau et taille du greffon 45
Choix de la voie d'abord 49
Création de la logette sous-cutanée. Préparation du lit du greffon, mise en place et immobilisation 52
Pansement et suites opératoires immédiates 57
Problèmes particuliers 57

RÉSULTATS DU TRAITEMENT DES ENSELLURES 61

CONCLUSIONS 63

BIBLIOGRAPHIE SUCCINCTE 65

Introduction

Si au sens strict l'*ensellure* est une concavité exagérée de la partie moyenne de l'arête nasale, contrastant avec le relief conservé des os propres et des cartilages alaires, il est habituel d'englober sous ce terme toutes les dépressions du dorsum quels qu'en soient la forme, la localisation et le degré. Seules en sont exclues celles qui s'accompagnent d'une perte de substance cutanée car elles posent des problèmes particuliers de reconstruction.

Les difficultés de correction des ensellures sont très variables suivant qu'il s'agit d'une déformation minime de l'arête ou d'un effondrement total mais la nécessité dans la majorité des cas d'apporter un matériau dont il est impossible de maîtriser le devenir fait que dans tous les cas le résultat définitif des rhinoplasties d'augmentation reste aléatoire.

Ceci explique probablement pour une part le contraste entre l'abondante littérature consacrée à la rhinoplastie modelante et la discrétion de celle suscitée par ce type de chirurgie intermédiaire entre reconstructrice et esthétique. Or la correction des ensellures s'impose car cette déformation, souvent évocatrice de vérole dans le subconscient populaire, est non seulement très mal supportée sur le plan psychologique mais entraîne des troubles respiratoires liés aux modifications d'orientation du flux aérien indépendamment des lésions septales obstructives souvent associées.

Rappel anatomique

Le nez a la forme d'une pyramide triangulaire avec un sommet ou racine, deux faces latérales dont les bords antérieurs se réunissent sur la ligne médiane pour former l'arête ou dorsum, une face postérieure virtuelle répondant aux fosses nasales séparées par la cloison et une base où s'ouvrent les narines de part et d'autre de la sous-cloison ou columelle médiane. Dans la réalité l'arête nasale a toujours une certaine largeur, et l'image classique représentant les coupes frontales de la pyramide sous forme de triangles équilatéraux augmentant progressivement du pôle céphalique à la base doit être remplacée par celle de trapèzes à petite base supérieure *(fig. 1)*. Le dorsum doit avoir une largeur et une hauteur suffisantes pour donner l'apparence d'une formation anatomique séparant les yeux, et ses bords latéraux dessiner une courbe harmonieuse de l'arcade orbitaire au dôme. La pointe se différencie des zones sus-jacentes et de la columelle. L'angle naso-facial est en moyenne de 30 à 35° et le naso-labial de 90 à 110°.

Plutôt que sur d'hypothétiques critères de beauté, l'esthétique du nez repose sur l'équilibre entre ces diverses structures et sur celui de l'ensemble avec le reste du visage.

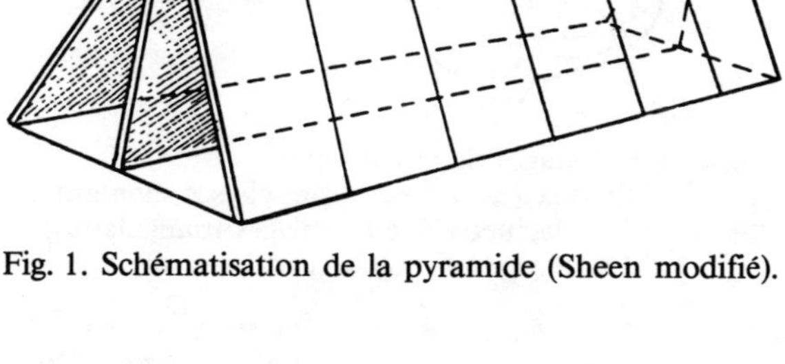

Fig. 1. Schématisation de la pyramide (Sheen modifié).

L'anatomie nasale ayant été décrite en détail dans la monographie consacrée aux *bases de la rhinoplastie* nous ne ferons ici que le rappel des éléments indispensables à la compréhension des techniques chirurgicales utilisées dans le traitement des ensellures.

Schématiquement, la pyramide nasale peut être divisée en 3 étages *(fig. 2)*.

Tiers supérieur osseux

De dehors en dedans, il est composé par les *apophyses montantes des maxillaires supérieurs* et par les *os propres* réunis sur la ligne médiane, l'ensemble s'engrenant avec l'*échancrure nasale* et les *apophyses orbitaires du frontal*. L'union des bords antérieurs des os propres constitue l'arête osseuse reposant sur la solide *épine nasale du frontal* et accessoirement sur une petite portion du bord antéro-supérieur de la lame perpendiculaire de l'ethmoïde *(fig. 3)*.

Tiers moyen cartilagineux fixe

Il est formé par les *cartilages latéraux supérieurs ou triangulaires* dont les bords médians se soudent intimement sur les 2/3 supérieurs aux processus latéraux du bord antéro-supérieur du *cartilage quadrangulaire*. Leur tiers inférieur en reste séparé par un intervalle libre dans lequel apparaît le bord du quadrangulaire *(fig. 4)*.

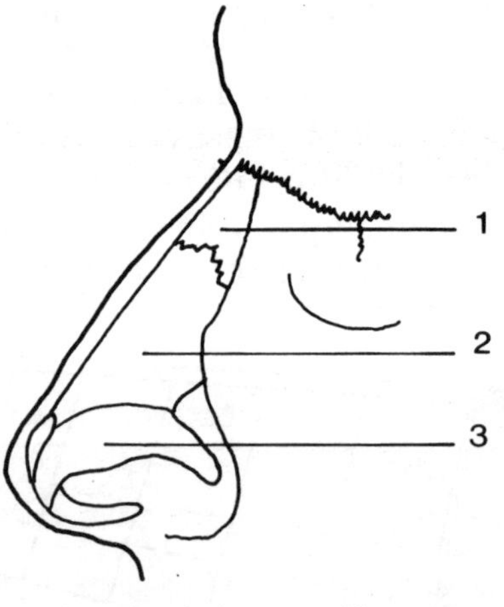

Fig. 2. Les 3 étages de la pyramide :
1) Osseux (os propres – apophyses montantes) ;
2) Cartilagineux fixe (cartilages triangulaires) ;
3) Cartilagineux mobile (cartilages alaires).

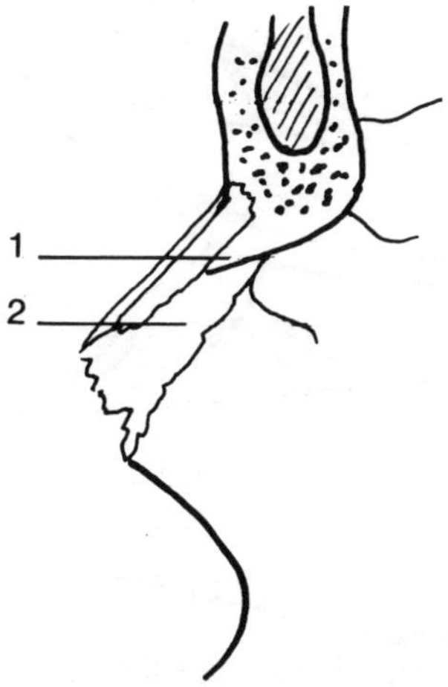

Fig. 3. Coupe sagittale du bloc fronto-nasal :
1) Épine nasale ;
2) Os propre.

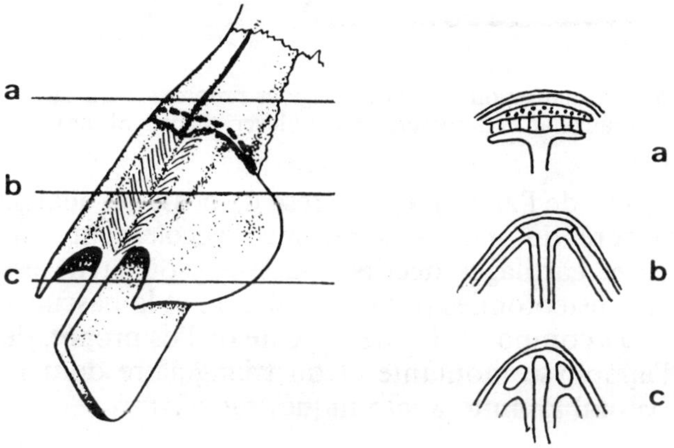

Fig. 4. Cartilages triangulaires.

Le soutien de l'arête constituée par la fusion médiane de ces cartilages, est renforcé par un accolement « face à face » sur une profondeur de 2 à 9 mm décroissant de dedans en dehors du bord céphalique du triangulaire qui s'insinue sous le bord caudal de l'os propre auquel il est réuni par l'intermédiaire d'un tissu conjonctif mince mais très solide. Cet assemblage os propre-triangulaire constitue une structure en porte-à-faux (ou cantilever) dont la stabilité dépend de la taille et de l'épaisseur de l'os *(fig. 5)*. Pour Cottle, cette jonction constitue la zone K (Keystone), clef de voûte de la pyramide.

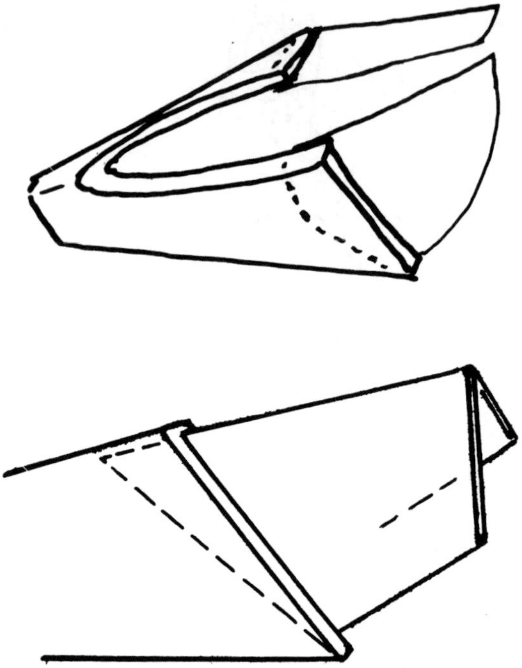

Fig. 5. Schématisation de l'assemblage os propres – cartilages triangulaires (structure en cantilever, d'après Sheen).

Après résection de l'arête pour exérèse de bosse ou abaissement du dorsum, l'ouverture du « toit » supprime l'accolement sur la ligne médiane des os et cartilages décrits ci-dessus d'où la nécessité de le reconstituer après ostéotomies par la translation et la bascule des *volets ostéo-cartilagineux* composés de chaque côté de l'os propre, de la partie adjacente de l'apophyse montante et du triangulaire dont l'ensemble constitue une véritable unité anatomique *(fig. 6)*.

Tiers inférieur cartilagineux mobile

Il est constitué par *les cartilages latéraux inférieurs ou alaires* en forme de fer-à-cheval dont les branches sont de longueur inégale. L'externe ou *crus latérale,* s'unit par son bord supérieur à l'inférieur du triangulaire par l'intermédiaire d'une nappe de sésamoïdes contenue dans une gaine périchondrale commune, alors que l'interne ou *crus mésiale* s'accole à l'opposée pour armer la columelle. La jonction des 2 branches forme le *dôme* plus ou moins aigu, qui avec son homologue donne son aspect au *lobule,* zone de projection la plus élevée de la pyramide. Le soutien de la pointe est assuré uniquement par ces

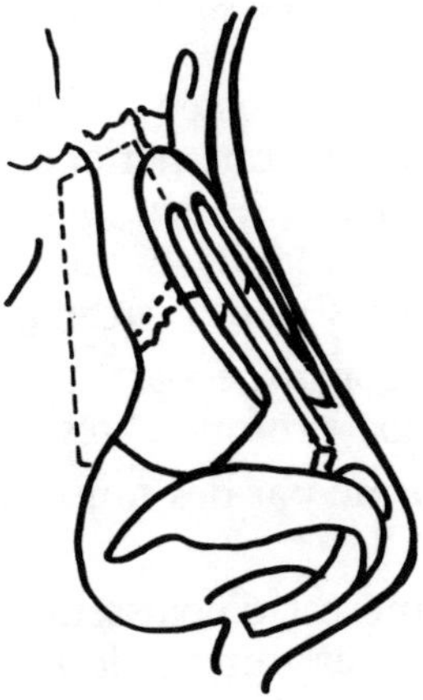

Fig. 6. Volets ostéo-cartilagineux (unités anatomique et chirurgicale).

2 cartilages dont l'ensemble constitue un véritable trépied, la partie centrale formée par l'union des crus mésiales reposant sur l'épine nasale antérieure, alors que les crus latérales prolongées par une *cauda* plus ou moins développée s'unissent par du tissu conjonctif aux bords de l'orifice piriforme *(fig. 7)*. Cette disposition explique que les destructions columellaires ne s'accompagnent pas obligatoirement d'un effondrement de la pointe. A ce niveau, la cloison ne joue aucun rôle de soutien, l'angle septal restant distant de la pointe d'environ 1 cm et sur un plan inférieur et postérieur en position opératoire. L'extrémité caudale du bord antéro-inférieur du quadrangulaire apparaissant entre les extrémités antéro-inférieures des triangulaires traverse l'aire du « triangle faible » de Converse plus ou moins étendue suivant l'angle de divergence des crus latérales.

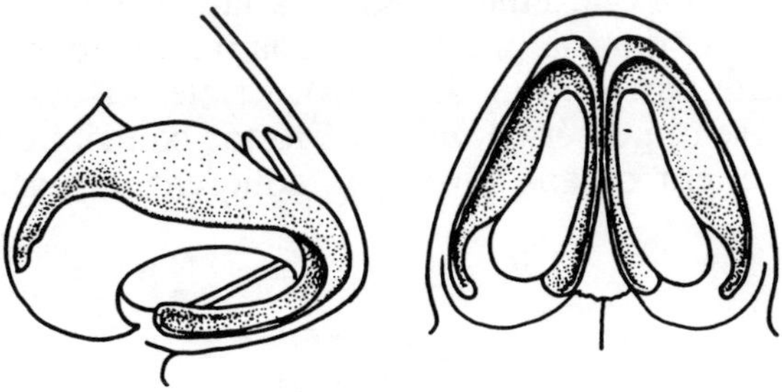

Fig. 7. Cartilages alaires.

Périchondre, périoste et tissus mous

– L'ensemble du squelette ostéo-cartilagineux qui vient d'être décrit est recouvert d'une enveloppe périchondro-périostée d'épaisseur et d'adhérence variables suivant le lieu, aisément clivable sur la quadrangulaire, le plancher et les apophyses montantes, difficilement sur la face supérieure des os propres et des cartilages latéraux ;

– le plan profond est constitué par une muqueuse riche en vaisseaux, doublée d'une couche profonde très adhérente ;

– le plan moyen est formé par des muscles ténus répartis en 2 couches ;

– le plan externe cutané est d'épaisseur variable, relativement fin au niveau de la racine où il est séparé de l'os par une épaisse couche cellulo-graisseuse, mince et mobile sur le dorsum, s'épaississant de haut en bas, doublé au niveau de la pointe par du tissu conjonctif adhérent, se réfléchissant après avoir dessiné le bord narinaire pour tapisser la partie toute antérieure du vestibule.

Les vaisseaux cheminent essentiellement dans le tissu cellulaire d'où la nécessité pour les épargner d'emprunter la voie sous-périchondro-périostée, et lorsque c'est impossible, de rester au ras de ce plan.

En résumé, l'arête nasale dans sa partie supérieure est constituée par la jonction médiane des bords antérieurs des os propres. *La cloison* qui sépare les 2 fosses nasales ne joue aucun rôle de soutien en arrière d'une ligne abaissée de l'extrémité inférieure de cet auvent osseux à l'épine nasale antérieure du maxillaire supérieur *(fig. 8).* En avant au contraire, l'arête cartilagineuse est formée par la fusion du bord antéro-supérieur du cartilage quadrangulaire et des 2/3 supérieurs du bord médian des triangulaires. Ces derniers (Fomon) ont un rôle propre de soutien en rapport avec leur épaisseur variable et surtout avec leurs connexions étroites avec les os propres (Sheen). Le bord du quadrangulaire séparé des triangulaires apparaît au niveau du triangle faible de Converse dessiné par l'écartement des crus latérales des alaires. Il ne joue aucun rôle direct dans la projection de la pointe qui est assurée par le trépied constitué par l'union des crus mésiales et des latérales. La continuité de l'enveloppe périchondro-périostée contribue cependant à soutenir le revêtement cutané lui-même adhérent aux cartilages latéraux inférieurs.

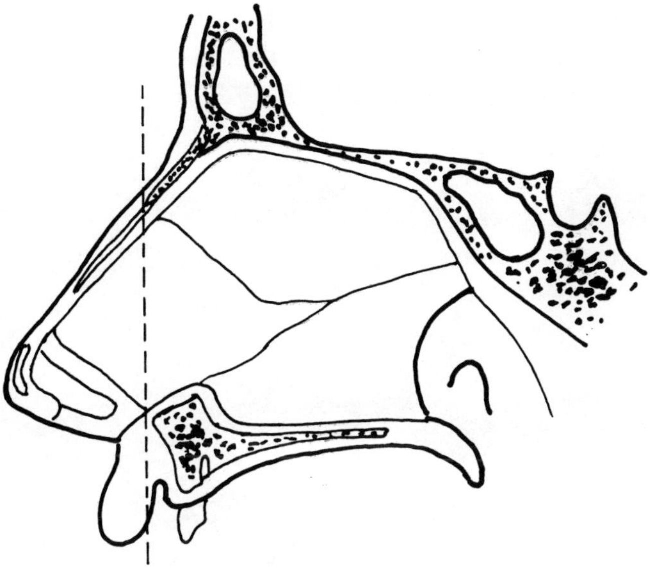

Fig. 8. Cloison nasale.

Rappel physiologique

Ce rappel ne concerne que la fonction ventilatoire, et dans celle-ci uniquement le problème du passage de l'air.

A l'inspiration, l'écoulement normal se fait suivant un trajet parabolique se divisant sur la tête du cornet inférieur en 2 filets principaux suivant le plancher et le méat moyen. Le flux expiratoire suit sensiblement la même voie avec une composante plus importante vers le méat supérieur et la région olfactive. Le mode d'écoulement laminaire pour un faible débit respiratoire devient mixte pour des valeurs supérieures et turbulent lors du flairage.

Au cours des ensellures, l'affaissement de la partie moyenne cartilagineuse de la pyramide et les modifications au niveau de la valve perturbent la ventilation nasale. Il en est de même du changement d'orientation des narines en cas de chute de la pointe. Ces troubles sont de plus très souvent majorés par des déformations concomitantes de la cloison.

Rappel étiologique

Étiologie traumatique

C'est de très loin la plus fréquente, séquelle inévitable d'un *grand fracas facial,* ou plus souvent conséquence de l'absence ou de la mauvaise réduction d'une *fracture du nez.*

A ces origines accidentelles doivent être associés les *traumatismes opératoires,* affaissement secondaire à une résection excessive de cartilage ou à une perforation après intervention de Killian, ablation non contrôlée du pied ou d'une plicature horizontale de cloison, glissement du volet antérieur après reposition, résection exagérée du dorsum au cours d'une rhinoplastie modelante. En dehors des fautes techniques peuvent intervenir dans la genèse des déformations, des troubles de croissance chez l'enfant, des complications infectieuses d'ostéite ou de chondrite, des rétractions cicatricielles périchondrales (Fomon).

Étiologie infectieuse

Les causes classiques d'ensellure qu'étaient la syphilis, la tuberculose et l'ozène ont pratiquement disparu. *La lèpre* par contre très répandue, accessoirement le pian, la leishmaniose sont exceptionnellement rencontrés en France. On en rapprochera certaines déformations en rapport avec une maladie de Wegener, un granulome malin, une polychondrite atrophiante.

Les infections non spécifiques sont les plus fréquentes en particulier les *chondrites* venant compliquer un hématome de cloison presque toujours d'origine traumatique.

Étiologie congénitale

Attribuées systématiquement autrefois à la syphilis, les *ensellures héréditaires* sont d'origine indéterminée. Un certain nombre de ces déformations en apparence primitives sont probablement dues à des troubles de développement consécutifs à des microtraumatismes passés inaperçus au cours de l'accouchement voire *in utero* ou plus fréquemment pendant la petite enfance.

De ces ensellures congénitales on rapproche le manque de projection caractéristique du *nez mongoloïde.*

Du point de vue pratique ce rappel étiologique a surtout l'intérêt de mettre en évidence le rôle des *mesures prophylactiques* permettant de réduire le nombre des ensellures à savoir réduction et contention minutieuses des fractures du nez, modération dans les résections au cours des septoplasties et des rhinoplasties, pour certains préservation de l'arête (technique de Cottle), réinclusions systématiques (Skoog) ou éventuelles, attitude conservatrice ou abstention chirurgicale chez le jeune enfant, dépistage et évacuation d'un hématome post-traumatique ou opératoire. Il faut aussi insister sur la nécessité de ne pas opérer en cas d'infection locale ou au cours d'une maladie spécifique évolutive (qui même contrôlée constitue un facteur défavorable), traiter vigoureusement une surinfection (antibiothérapie adaptée au germe alors que son utilisation systématique à titre préventif est discutable), attendre avant de faire une rhinoplastie la stabilisation complète des lésions traumatiques accidentelles ou opératoires.

Examen préopératoire

Celui-ci se déroulant suivant un protocole commun à toutes les rhinoplasties, nous n'insisterons que sur quelques points particuliers.

Examen de la pyramide nasale et de la face

– *de profil* pour apprécier la forme de l'arête, ses relations avec le front, le degré de l'ensellure qui peut être minime, d'importance moyenne ou importante, sa localisation limitée ou non à la partie moyenne, la participation éventuelle de la pyramide osseuse, les modifications intéressant la projection de la pointe dont il faut apprécier par une simple pression du doigt la résistance ou la faculté d'affaissement ;

– *de face* pour évaluer la largeur souvent augmentée de la pyramide à ses différents niveaux, juger de sa rectitude ou d'une déviation associée fréquente dans les déformations d'origine traumatique ;

– *de bas en haut* pour estimer la largeur du plancher et de la columelle, la direction des narines et l'aspect des ailes modifié en cas de perte de soutien de la pointe ;

– *étude globale de l'ensemble du visage ;*

– *appréciation de l'état cutané* dont l'épaisseur et l'élasticité conditionnent les possibilités de distension (au même titre que celles de la rétraction espérée au cours des rhinoplasties de réduction), recherche d'une infection locale devant faire repousser l'intervention jusqu'à sa guérison, bilan des cicatrices dont certaines peuvent parfois être utilisées comme voie d'abord mais constituant plus souvent un facteur de complications.

Rhinoscopie

Celle-ci permet de juger de l'état de la cloison, de l'absence ou de la présence de déformations dont il faut analyser le type, la localisation, le degré, apprécier l'état de la valve, de la jonction triangulaire-quadrangulaire, rechercher l'existence d'infection, de cicatrices, de synéchies au niveau de la muqueuse.

Examens complémentaires

– la rhinométrie et l'imagerie classique ont peu d'indications.

– la xérographie a par contre l'avantage de permettre l'appréciation exacte de l'épaisseur des tissus mous, notion qui a fait l'objet d'études très poussées de la part des auteurs japonais pour la confection d'implants ;

– les photographies prises suivant les 4 incidences habituelles sont indispensables (témoignage de l'état préopératoire, prise des repères, objectivation des corrections envisagées, contrôle pendant l'intervention). Le format 13 x 18 sera avantageusement remplacé par des clichés en dimension réelle qui permettent des mensurations directement transposables ;

– le moulage garde ici un certain intérêt soit de la totalité du visage, soit uniquement de la pyramide, cette prise d'empreinte permettant la confection préopératoire d'un implant ou facilitant la taille d'un greffon (ce qui peut être aussi réalisé en peropératoire avec du Stents).

Examen général

– Outre l'examen clinique préopératoire habituel modulé suivant l'âge, le terrain, les antécédents, il est indispensable de vérifier l'état local des zones possibles de prélèvement et en particulier de l'absence de signes d'infection ;

– les examens biologiques de routine (groupage, crase sanguine etc.) seront complétés systématiquement par des tests sérologiques (syphilis, HIV).

Évaluation psychologique

Celle-ci est basée sur l'interrogatoire et l'appréciation du comportement général du patient. Il est exceptionnel d'être obligé d'avoir recours à l'avis du psychiâtre, car si les ensellures sont souvent mal supportées, ces déformations objectives ne posent pas les mêmes problèmes que ceux rencontrés au cours de la chirurgie esthétique proprement dite. La seule exception concerne la correction des séquelles dues à une rhinoplastie antérieure. La transformation des nez raciaux constitue par contre un cas tout à fait particulier, l'occidentalisation radicale souvent désirée par le patient étant aussi impossible à réaliser que non souhaitable.

Au terme de cet examen, il est possible de préciser le degré mais surtout le type de l'ensellure et d'en tirer les orientations thérapeutiques qui s'imposent. Reste encore indispensable pour éclairer « le consentement » du patient à lui exposer les modalités de l'anesthésie, la technique utilisée, le siège des prélèvements éventuels, la durée d'hospitalisation, les suites opératoires, etc., et à l'informer des limites de l'amélioration réalisable, la diminution fréquente de souplesse et de mobilité de la pyramide donnant au nez un aspect un peu artificiel même en cas de résultat techniquement parfait, de l'existence de cicatrices résiduelles au niveau du site de prélèvement et de la voie d'abord, du caractère hasardeux des implants et des aléas évolutifs non prévisibles des greffes.

Instrumentation

En dehors des instruments habituels utilisés au cours des rhinoplasties modelantes (crochets, écarteurs, ciseaux, ostéotomes, râpes, etc.) il est nécessaire de disposer d'un matériel adapté au prélèvement et au modelage des greffes.

Pour des raisons de septicité, il est indispensable de prévoir plusieurs jeux d'instruments réservés à chaque usage.

La liste non exhaustive et la planche reproduite avec l'aimable autorisation des Établissements Microfrance et Pouret rappellent cette instrumentation de base :

- écarteurs de Farabeuf, valves ;
- rugines, décolleurs ;
- masse ;
- ciseaux à frapper droits et courbes de diverses largeurs ;
- pince coupante ;
- pinces gouges : droites, étroites, articulées... ;
- gouges à prélèvement costal (Sanvenero-Rosselli, Mc Kelly) ;
- râpes ;
- mesureur ;
- écraseur à cartilage (Jost, Cottle) ;
- moteur, pièce à main, fraises ;
- drain de Redon-Jost.

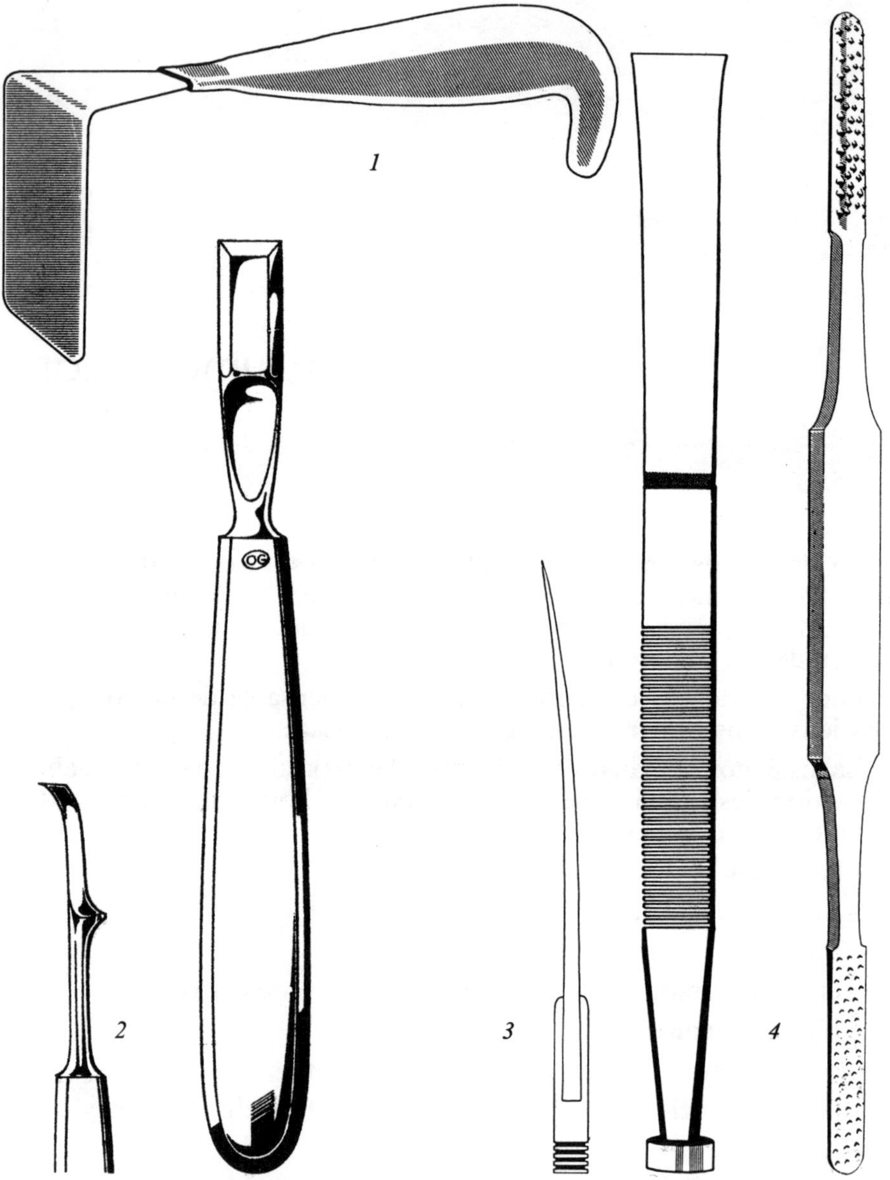

Instrumentation de base
(publiée avec l'aimable autorisation des Établissements Microfrance et Pouret)
1 – Valve ;
2 – Rugines ;
3 – Ciseaux à frapper : droit et courbe ;
4 – Râpe ;
5 – Pince coupante ;
6 – Pinces gouges : articulée, droite, étroite ;
7 – Écraseur à cartilage.

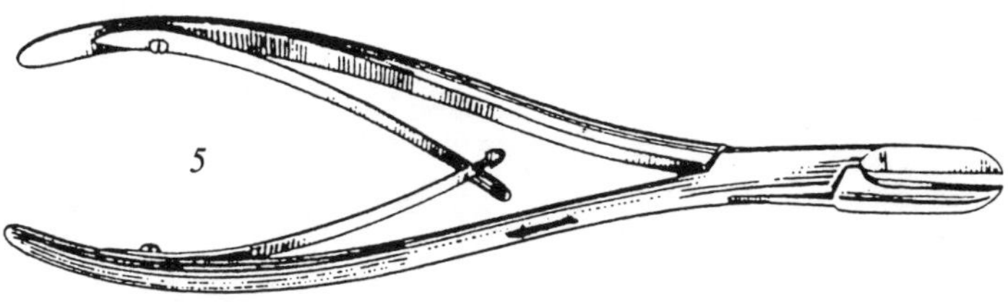

5

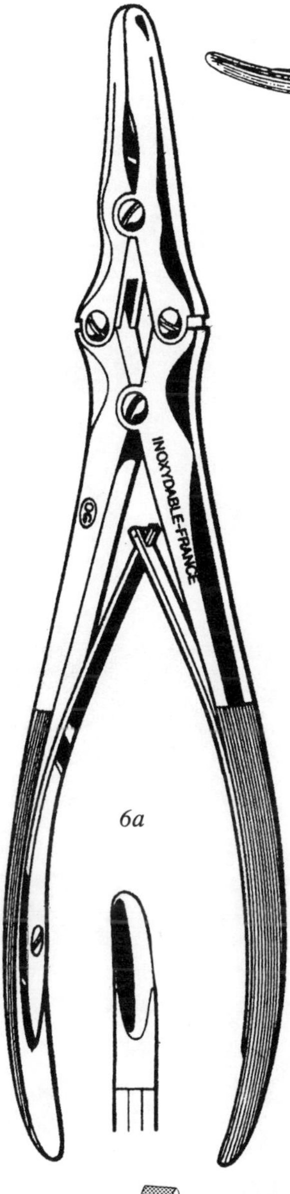

6a

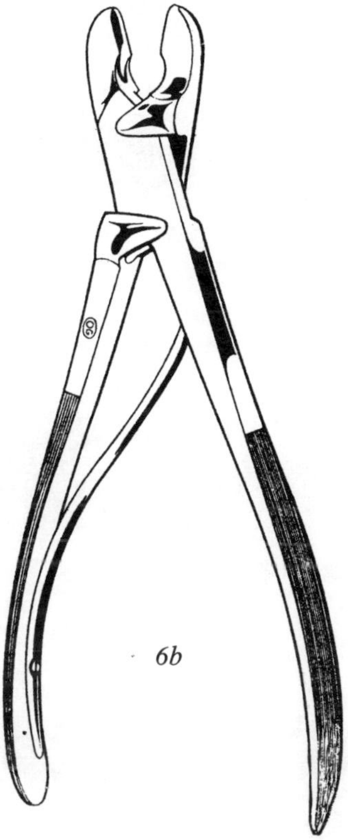

6b

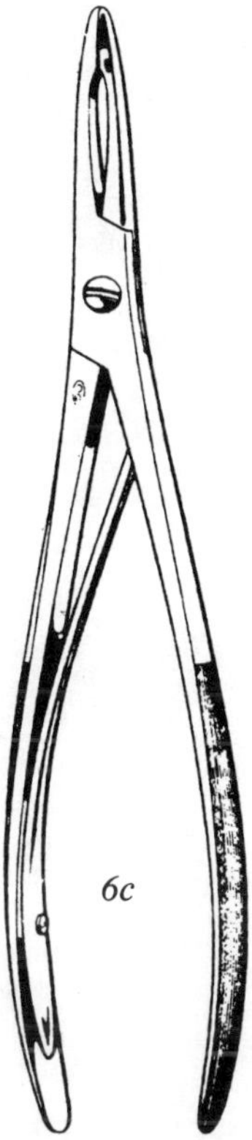

6c

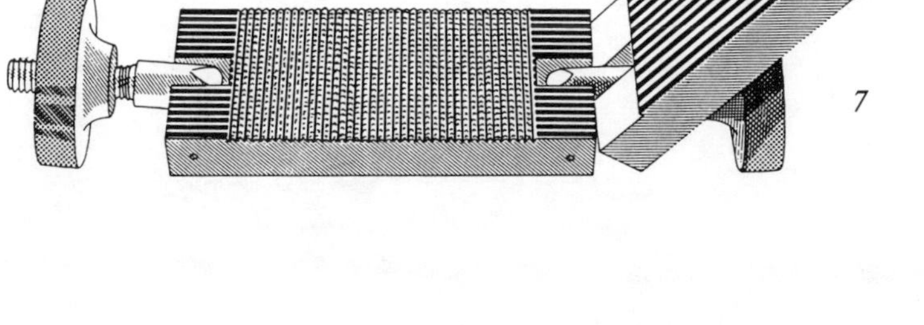

7

Correction chirurgicale des ensellures

La diversité des ensellures se prête mal à une classification rigoureuse en types anatomo-pathologiques bien définis. Du point de vue thérapeutique, on peut cependant parmi les nombreuses modalités techniques utilisées par les opérateurs, opposer le simple comblement qui vise à corriger une concavité exagérée de l'arête au rétablissement du soutien et de la projection de l'ensemble de la pyramide par création d'une néocharpente. Cette alternative dépend certes du degré de l'ensellure, la 1re méthode s'appliquant essentiellement aux dépressions petites ou modérées, la 2e aux plus importantes, mais aussi de sa localisation et en particulier de l'atteinte ou non de la pointe.

Une autre façon d'aborder le problème thérapeutique est, en dehors de l'utilisation d'artifices purement locaux, d'exposer les avantages et inconvénients respectifs des divers matériaux auxquels il est habituellement nécessaire de faire appel. Parmi ceux-ci et dans l'attente d'ailleurs problématique de l'implant miracle, *l'os et le cartilage sous forme d'autogreffes* restent malgré les désagréments du prélèvement les seuls utilisés en pratique. Le choix entre les 2 fait encore l'objet de polémiques, mais abstraction faite de préférences et d'habitudes personnelles, la majorité des opérateurs semble choisir le cartilage pour les interventions de comblement et préférer l'os pour le soutien.

Dans l'esprit pratique des *« Monographies de chirurgie ORL et cervico-faciale »* publiées par la Librairie Arnette, nous décrirons successivement :

– les différents matériaux utilisés dans le traitement des ensellures, leurs avantages et inconvénients théoriques, les modalités de prélèvement et de modelage, l'ensemble de ces éléments entraînant des indications préférentielles ;

– les techniques chirurgicales proprement dites, fonction du degré, de la localisation des déformations et du but recherché, comblement ou soutien, un chapitre spécial étant consacré aux cas particuliers comme les déformations complexes et les nez raciaux.

Matériaux utilisables dans le traitement des ensellures

Le cartilage

Avantages et inconvénients théoriques

Avasculaire et se nourrissant par imbibition, son inclusion ne provoque que des réactions atténuées. Il est facile à tailler et peut être écrasé. Il a par contre l'inconvénient de se déplacer car il n'y a jamais de « prise » et de se déformer secondairement quand il s'agit de cartilage costal, seul site permettant un prélèvement important. Il est peu résistant à l'infection, ce qui doit être nuancé suivant le site de prélèvement. Son devenir est variable : pérennité par survie des chondrocytes, croissance possible mais discutée chez l'enfant, encapsulement, calcification, ossification, résorption partielle ou totale. L'utilisation du cartilage fragmenté et injecté en sous-cutané sous forme de bouillie est actuellement abandonnée.

Sites et méthodes de prélèvement des autogreffes

La pyramide nasale

Le cartilage prélevé par voie sous-périchondromuqueuse au niveau du quadrangulaire (et accessoirement sur les crus latérales des alaires) a peu de tendances à se déformer et à se résorber *(fig. 9).* Le principal avantage de ce site de prélèvement est de se trouver dans le champ opératoire, d'autant plus qu'il est souvent nécessaire de compléter la

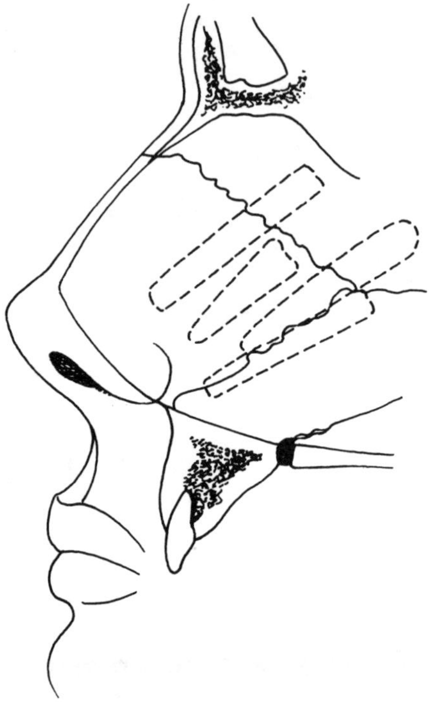

Fig. 9. Greffons de cartilage quadrangulaire.

rhinoplastie d'augmentation proprement dite par un temps fonctionnel au niveau du septum. Son inconvénient réside, même si plusieurs fragments peuvent être solidarisés ensemble, dans le nombre et la taille limités des greffons d'autant plus qu'il est indispensable de conserver une attelle dorsale et columellaire relativement importante. Ces restrictions expliquent que ces greffons sont surtout utilisés pour le comblement des petites ensellures (et le soutien isolé de la pointe). Dès qu'un apport plus important s'avère nécessaire ou si le prélèvement est rendu difficile ou impossible par une intervention antérieure ou une déformation importante du septum, mieux vaut s'adresser à une autre source comme le cartilage auriculaire.

Le pavillon de l'oreille

Ce cartilage « élastique » a une structure stable et présente une grande résistance à l'infection, surtout lorsqu'il est prélevé avec son périchondre. Le pavillon de l'oreille constitue donc une réserve permettant d'obtenir non seulement des greffons de qualité mais aussi de formes variées : courbes au niveau de la conque, rectilignes (d'environ 3 à

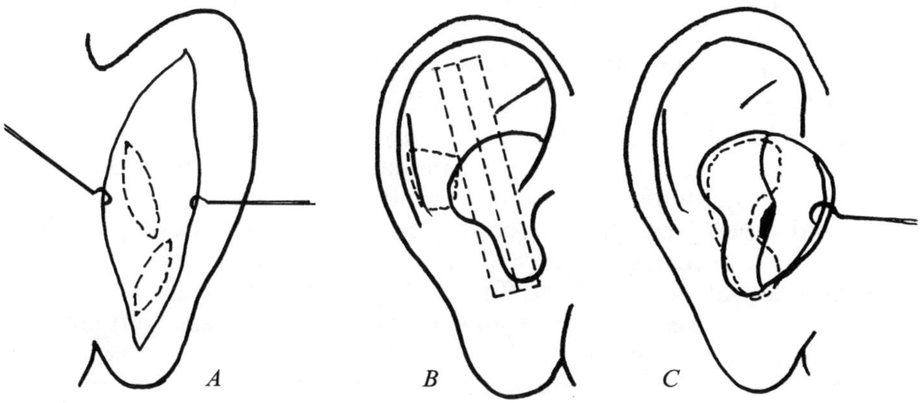

Fig. 10. Prélèvements sur le pavillon :
A et B) Voie d'abord postérieure ;
C) Voie d'abord antérieure.

4 cm sur 3, 5 mm) et même en « tuile faîtière » au niveau de la branche inférieure de l'anthélix *(fig. 10)*. L'esthétique de l'oreille est intégralement préservée par un abord postérieur utilisé pour les prélèvements parcellaires, et peu altérée ou acceptable même après exérèse de la totalité du cartilage conchal revêtu de son périchondre postérieur à partir d'une longue incision longeant le bord central de l'anthélix, à condition de conserver le périchondre antérieur et de respecter la plicature de l'anthélix et la racine de l'hélix.

En dehors de cette technique particulière où la totalité de la conque roulée sur elle-même permet de reconstituer le dorsum (Sheen), la quantité de cartilage – même prélevée sur les 2 pavillons reste limitée.

Certes comme pour le cartilage septal, les baguettes de cartilage taillées à la dimension désirée peuvent être remodelées par de multiples incisions parallèles et solidarisées en plusieurs épaisseurs par des points de catgut, et (ou) de la colle biologique mais leur utilisation concerne plus le comblement des ensellures petites et moyennes et le soutien isolé de la pointe que la correction des grandes ensellures avec effondrement de la pyramide.

Le plastron costal

Même si l'on peut reprocher au greffon costal la fréquence des déformations secondaires, c'est évidemment le seul site permettant le prélèvement de greffons volumineux. Pour éviter une blessure du péricarde il est habituel d'aborder le rebord costal droit par une incision classiquement de 8 à 10 cm (mais pouvant être réduite grâce à la laxité de la peau thoracique) oblique en bas et en dehors, débutant à 3 ou 4 cm de la ligne médiane, située au niveau du pli sous-mammaire chez la femme et légèrement plus bas chez l'homme *(fig. 11)*.

Après incision du grand oblique et dissociation des fibres musculaires du grand droit suivant leur grand axe, sont mis en évidence tout ou partie des 7, 8, 9 et 10ᵉ arcs. Le prélèvement proprement dit peut intéresser la totalité de l'épaisseur avec ou sans le périchondre, respecter le bord supérieur de la côte, conserver une lame postérieure, se faire au bistouri ou avec des gouges spéciales. Le volume de cartilage prélevé varie avec le but poursuivi, greffon d'un seul tenant en « L » ou plus souvent en 2 parties mais dans tous les cas limité à la stricte quantité nécessaire pour minimiser les séquelles. A titre anecdotique, signalons la possibilité de prélever un greffon mixte ostéo-cartilagineux aux dépens de la 5ᵉ côte.

Après hémostase, la fermeture se fait plan par plan sur drain aspiratif.

Les suites opératoires sont en général simples bien que douloureuses. Parmi les complications possibles, citons les blessures de la plèvre (à suturer immédiatement), du péritoine, et l'hématome pariétal.

Les divers artifices de façonnage du greffon visant à contrarier sa tendance à la déformation seront envisagés ultérieurement.

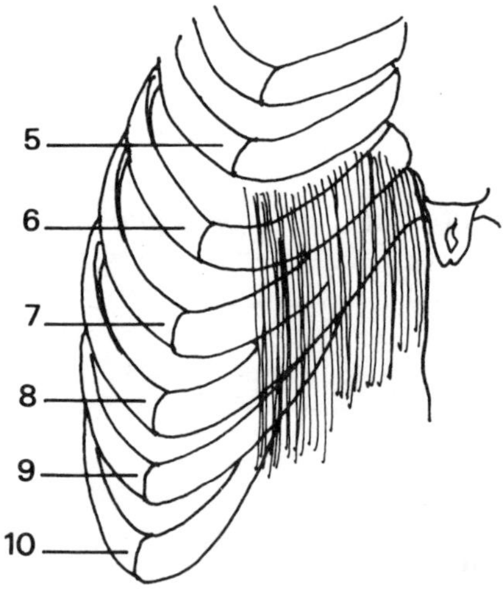

Fig. 11. Prélèvement costal.

Homo- et hétérogreffes

La survie de chondrocytes a pu être constatée dans certaines greffes de cartilage frais, mais celles-ci sont plus souvent vouées à une lyse progressive en rapport avec des mécanismes complexes associant autorésorption et réactions immunologiques. Les risques de transmission accidentelles du VIH doivent d'ailleurs faire renoncer aux inclusions d'homogreffes car aucun examen sérologique ne peut mettre à l'abri de cette éventualité, la séroconversion nécessitant un délai de 4 à 6 semaines avant de se produire. Quant aux homo- et hétérogreffes conservées, ce sont des tissus morts, se comportant comme des implants voués presque toujours à une disparition progressive. Certains auteurs restent cependant fidèles au cartilage bovin irradié « chondroplast » comptant sur la formation d'une capsule fibreuse assurant la stabilité du greffon dans sa position et ses dimensions, et d'autres aux homogreffes de cartilage costal irradié (Murakami) malgré un risque de résorption quasi constant dans un délai de 10 ans. (Paradoxalement, et sans que l'on puisse l'expliquer, cette survie semble être prolongée lorsqu'il s'agit d'une reprise et qu'il existe un lit cicatriciel dû à la résorption d'une greffe primaire ou à l'ablation d'un implant).

L'os

Avantages et inconvénients théoriques

L'os est un matériau abondant, solide, peu sujet aux déformations, résistant à l'infection même en cas d'exposition due à une brèche muqueuse. La vitalité du greffon osseux qu'il s'agisse d'une survie des ostéocytes, de l'apposition des ostéoblastes ou d'une métaplasie de cellules mésenchymateuses est attestée par leur union au site receveur et par la consolidation spontanée de fractures secondaires. Le rôle du périoste est diversement interprété mais semble augmenter la fiabilité du greffon en augmentant la vascularisation initiale. On peut par contre reprocher à l'os sa rigidité, les difficultés de modelage et comme pour le cartilage, la possibilité d'une résorption partielle ou totale impossible à prévoir.

Sites et méthodes de prélèvement des autogreffes

La pyramide nasale

Elle peut être le siège de prélèvements de petite taille au niveau du vomer, des os propres (la bosse pouvant être retaillée ou dans de rares cas basculée au niveau de l'ensellure). La lame perpendiculaire très mince est surtout utilisée pour des comblements latéraux.

De ce site on rapprochera les prélèvements effectués au niveau des parois du sinus maxillaire.

L'olécrâne

Il permet un prélèvement facile. Le bras étant replié sur le thorax, paume dirigée vers le haut, on pratique une incision verticale de 5 à 6 cm débutant à 2 cm du sommet de l'olécrâne. Les suites opératoires sont peu douloureuses, la rançon cicatricielle minime. Le greffon obtenu de taille relativement importante, est essentiellement composé d'os cortical.

Le tibia

Ce site de prélèvement est rarement utilisé, sauf chez l'enfant en dessous de 10 ans pour remplacer une crête iliaque insuffisamment ossifiée. Une incision longitudinale à l'union du 1/3 supérieur et du 1/3 moyen permet d'obtenir un greffon long et parfaitement rectiligne mais là aussi composé uniquement d'os cortical. De plus cette technique est douloureuse, laisse une cicatrice inesthétique surtout chez la femme, et entraîne des risques de fracture.

Le plastron costal

En dehors du greffon mixte ostéo-cartilagineux déjà cité, la côte est surtout utilisée dans la technique très particulière de L. Dufourmentel. Le prélèvement se fait au niveau de la 5 ou 6e côte d'une manière identique à celle décrite pour le cartilage.

L'os iliaque

C'est le site le plus utilisé car il permet un prélèvement non seulement volumineux mais surtout de qualité associant os cortical et os spongieux abondant. Pour des raisons de rapidité, ce prélèvement est le plus souvent confié à une 2ᵉ équipe pendant que s'effectue la préparation du site receveur (une radiographie préalable permet de dépister certaines anomalies régionales en particulier une aile iliaque trop mince).

L'abord se fait par une incision de 10 à 12 cm, (mais pouvant être réduite par le jeu des écarteurs) commençant en arrière de l'épine antérieure pour préserver le nerf fémoro-cutané, située en dessous de la crête, le décalage étant obtenu en demandant à l'aide d'attirer fortement la peau en dedans *(fig. 12)*.

La rugination de la crête et des zones adjacentes difficile en dehors, est aisée en dedans. L'insertion des muscles abdominaux peut être ménagée soit en élevant le périoste, soit en détachant la crête au ciseau si on n'envisage pas son utilisation. Après sélection du segment osseux le plus rectiligne possible, le prélèvement peut donc comporter partie ou totalité de la crête ou n'intéresser que la face interne de l'os en respectant la corticale externe.

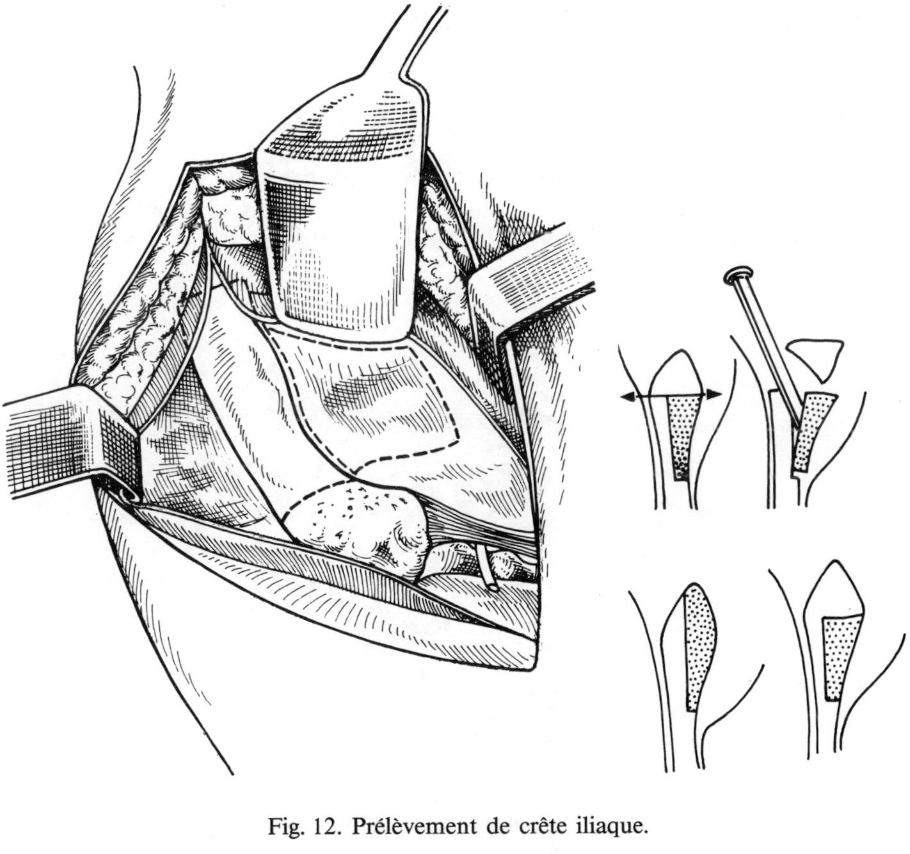

Fig. 12. Prélèvement de crête iliaque.

Après entailles verticales délimitant la longueur du greffon on pratique alors au ciseau frappé une section progressive, la libération finale du fragment osseux étant assurée par section de la corticale interne en prenant soin de protéger le cul de sac péritonéal par une valve. Ce prélèvement doit toujours être plus long et plus épais que prévu, qu'il s'agisse d'un greffon en « L » d'un seul tenant ou plus souvent en 2 fragments. Il doit être complété par le prélèvement de copeaux d'os spongieux utiles pour harmoniser les reliefs de la pyramide ou pour faciliter la prise du greffon en les interposant entre celui-ci et le lit receveur.

Après hémostase, et suture au « Vicryl » des 2 lambeaux musculo-périostés, la fermeture se fait sur drain aspiratif. Les suites opératoires sont en général simples mais douloureuses, la marche pouvant être reprise progressivement vers le 4ᵉ jour. A condition d'observer une technique et une asepsie rigoureuse il est rare d'avoir à déplorer un hématome ou une infection locale. La cicatrice est dissimulée par le slip.

Malgré la nécessité de prévoir une hospitalisation de quelques jours, l'os iliaque reste le site privilégié de prélèvement pour la correction des ensellures importantes avec perte du soutien de l'arête.

La mastoïde

Initialement préconisé par Robin, mis en pratique par l'école marseillaise, ce site permet, au prix de quelques artifices, des prélèvements relativement importants (4 à 5 cm de longueur sur 1 à 3 mm d'épaisseur) *(fig. 13)*.

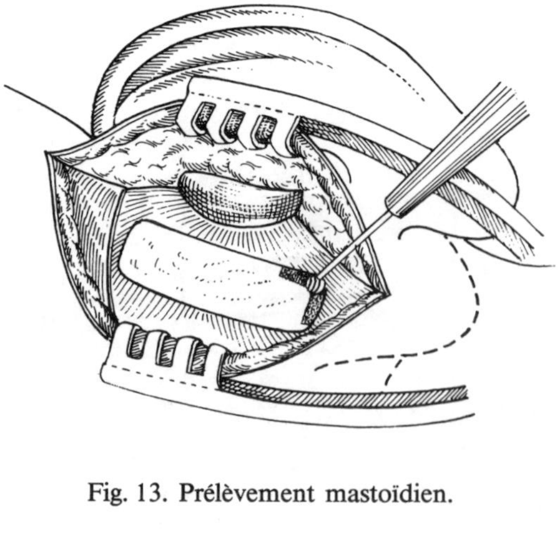

Fig. 13. Prélèvement mastoïdien.

Une radiographie préalable en incidence de Schuller ayant éliminé une procidence du sinus latéral, l'abord se fait par une incision rétroauriculaire très postérieure en arrière de la ligne d'implantation des cheveux de manière à ce que la cicatrice résiduelle soit entièrement dissimulée. Après rugination du périoste, le dessin du greffon désiré est reporté sur la face externe de la mastoïde, respectant sa partie antérieure, s'étendant au besoin vers la pointe. Délimité à la périphérie par une tranchée faite à la fraise multipans, le greffon est ensuite détaché au ciseau plat à frapper, ce qui demande un certain entraînement pour ne pas le casser. L'épaisseur du prélèvement doit être limitée, ne pas dépasser 1 cm pour respecter l'antre (si on désire tailler une baguette de soutien columellaire, celle-ci doit être prélevée à la fraise diamantée avant détachement du greffon). Après hémostase à la cire de Horsley, l'incision est suturée sur un simple drainage par faisceau de crins.

Les suites sont simples dans la majorité des cas, se réduisant à quelques douleurs et à une réaction inflammatoire tympanique, ne prolongeant pas la durée d'hospitalisation. Une bonne technique doit éviter les complications : blessure du sinus latéral (souvent plus profond à gauche) ou des méninges, ouverture de l'antre, rupture du greffon. Celui-ci doit être débarrassé avant usage des reliquats de cellules mastoïdiennes qui doublent sa face profonde. Il s'agit donc d'un greffon essentiellement fait d'os cortical et d'épaisseur toujours réduite.

L'os mastoïdien peut être aussi utilisé sous forme de poudre prélevée à l'aide d'une fraise multipans, mélangée avec de la staphylomycine, malaxée avec de la colle biologique et armée avec une ou deux lames de Surgicel (Technique de Peynègre).

L'os pariétal

Ce site de prélèvement très utilisé par les neurochirurgiens, connaît actuellement une certaine faveur *(fig. 14)*. Il est en effet proche de la pyramide et fournit un os d'excellente qualité puisqu'il s'agit « d'os de membrane » qui malgré la finesse de la couche spongieuse bénéficie d'une revascularisation rapide et importante, facteur contribuant à diminuer les risques de résorption. Par contre cette technique nécessite le strict respect de règles de prudence.

Après radiographies de profil permettant d'évaluer l'épaisseur de l'os crânien, le cuir chevelu préalablement rasé sur une largeur de 2 cm est incisé à environ 5 cm de la ligne médiane, parallèlement à celle-ci et sur une longueur de 5 à 8 cm. Chez l'homme le tracé doit être décalé vers le bas pour éviter une zone de calvitie fréquente à ce niveau. Pour certains opérateurs le rasage est inutile à condition d'éviter l'intrusion des cheveux, en cousant les champs au niveau des berges de l'incision. Après exposition et rugination (ou non) du périoste le dessin du futur

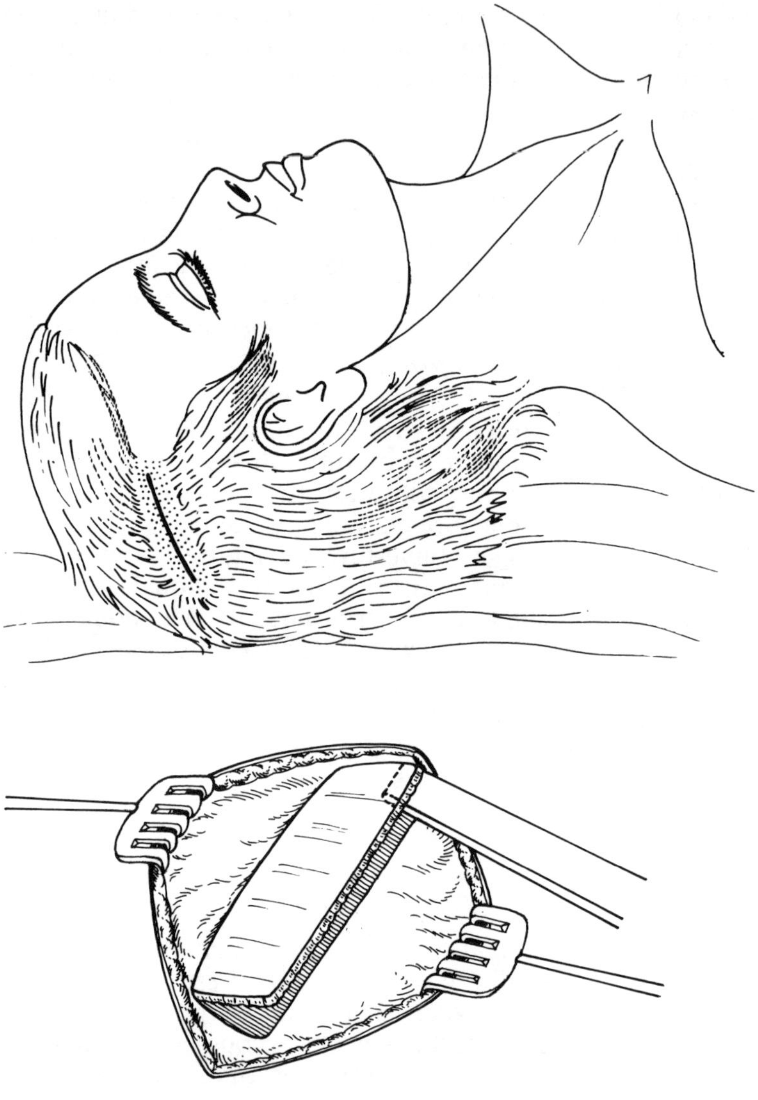

Fig. 14. Prélèvement pariétal.

greffon, dont les dimensions ont été préalablement déterminées, est reporté sur la voûte osseuse. Comme pour le prélèvement mastoïdien la corticale au niveau de la périphérie doit être fraisée (Don Parsa préconise un tracé en 2 temps, tranchée verticale à la fraise de 1, 5 à 1, 7 mm agrandie obliquement à la fraise ovale de 4 à 5 mm) avant que la baguette osseuse comprenant plus ou moins de diploé soit détachée aux ciseaux à frapper courbes.

Ce prélèvement peut atteindre 4 cm de longueur sur 10 à 12 mm de largeur et comprendre un ou plusieurs fragments suivant la taille du déficit. L'emplacement du greffon peut être laissé tel quel ou être comblé par un fragment de « proplast » avant fermeture sur drain filiforme ou aspiratif.

Les suites sont en général très simples, l'hospitalisation limitée à 48 heures. Les complications théoriques, blessure de la méninge et du cortex sont surtout le fait d'erreurs de technique. Il faut cependant insister sur la réalité de difficultés imposant un apprentissage auprès des neurochirurgiens et un entraînement sur le cadavre avant de pratiquer ce prélèvement qui doit être réalisé avec beaucoup de délicatesse, la fraise ne mordant pas si elle n'est pas assez appuyée et affaissant la corticale interne si elle l'est trop. Si la méninge est dénudée, il est nécessaire de la suspendre avant fermeture pour éviter un hématome.

Homo- et hétérogreffes

Sur le plan théorique, leur utilisation est plus justifiable que celle du cartilage, puisqu'elle est basée sur les possiblités d'une réhabilitation biologique à partir du site receveur. Cependant les résultats au niveau de la pyramide nasale s'avèrent décevants car ces greffons présentent une grande fragilité à l'infection et une tendance à la fonte progressive (environ 75 % des cas pour les implants dorsaux et columellaires : Toriumi), peut-être en rapport avec l'exiguïté incontournable du lit osseux sur lequel repose le greffon.

Les autres greffes

Limitées au comblement des ensellures de petite taille, leurs résultats sont dans l'ensemble décevants :

– *le derme,* outre sa sensibilité à l'infection et le risque d'apparition secondaire ou tardive de kystes, est sujet à une rétraction qu'il est difficile de quantifier ;

– *L'aponévrose* peu épaisse, quelle que soit son origine (temporal, grand oblique ...), est surtout utilisée pour gommer les inégalités d'un greffon osseux lorsque la peau nasale est très mince (ce qui pourrait être aussi réalisé avec de la dure-mère lyophilisée n'était-ce le risque de transmission virale) ;

– outre ces 2 matériaux, nous ne ferons que citer les résultats passagers obtenus avec la graisse ou le collagène, certains opérateurs ayant cependant obtenu un succès partiel avec l'injection d'un mélange collagène fibrillaire – sang du sujet, technique dont nous n'avons aucune expérience.

Les implants

Sous ce terme on décrit essentiellement les inclusions alloplastiques d'origine synthétique. Sur le plan théorique, les implants ont l'avantage d'éviter le prélèvement donc les suites douloureuses et les cicatrices surajoutées, et de raccourcir le temps d'intervention et d'hospitalisation. Malgré la multiplicité des échecs leur utilisation se perpétue d'autant plus que les autogreffes ne sont pas non plus dénuées d'aléas.

La liste des matériaux qui ont été utilisés évoque une énumération à la Prévert (dans le passé : ivoire, celluloïd, métaux divers, etc., et plus récemment : produits de synthèse acrylic, téflon, etc.) tous ayant donné lieu à des publications enthousiastes contredites ultérieurement par des rejets entraînant leur abandon.

Parmi les implants actuellement en usage nous citerons :

Les silicones

Commercialisé par la Dow Corning Company, le « Silastic » dont il existe plusieurs variétés souple, médium, rigide peut être utilisé en blocs à tailler de manière extemporanée au bistouri, ou sous forme d'implants droits ou en « L » préformés dont les plus sophistiqués mis au point par l'école japonaise (Furakawa, Shirakabe...) présentent une consistance différente suivant la zone de la pyramide à laquelle chacune de leur portion est destinée.

Les polytétrafluoéthylènes

Ils se présentent sous plusieurs formes qui en dehors du « téflon » rigide ont pour caractéristique commune d'être poreux permettant ainsi une colonisation rapide par le tissu conjonctif.

Le « Proplast »

Avec une porosité de 70 à 85° en volume, ce matériau répond à plusieurs formules suivant que le PTFE polyprène est associé à des fibres de graphite (couleur grise) ou à l'alumine (couleur blanche). Il est commercialisé sous diverses formes : blocs, feuilles faciles à tailler ou d'implants préformés.

Le « Gore-Tex »

De la même famille que le précédent, sa souplesse, sa résistance, sa tolérance vérifiées en chirurgie vasculaire ont suscité de grands espoirs. Sa flexibilité ne lui permet qu'un rôle de comblement. Bien que le recul soit encore modeste, nombre d'accidents inflammatoires sont venus tempérer l'enthousiasme initial.

Les Céramiques

Le Corail madréporaire

C'est le plus couramment utilisé de cette nouvelle classe de biomatériaux d'avenir. La réhabilitation osseuse se fait par un phénomène d'apposition malheureusement très limité au niveau du nez par l'étroitesse de l'interface os-implant.

Polyamide

Ce polymère apparenté au nylon et au téflon peut être utilisé comme matériel de comblement soit directement ou après une mise en nourrice (autoalloplast) qui retire beaucoup à la simplicité et la rapidité qui sont les principales raisons invoquées par les utilisateurs d'implants.

Les divers matériaux qui viennent d'être passés en revue, pour la plupart produits de synthèse de la chimie moderne, ont en commun leur biocompatibilité. Indemnes d'impuretés, non allergisants, ni oncogènes, ils présentent des qualités de résistance, de flexibilité et de stabilité qui en font des substances théoriquement idéales. Or l'expérience montre que leur utilisation dans le traitement des ensellures même cantonnée aux problèmes de comblement aboutit souvent à un échec dû à la conjonction de facteurs défavorables : finesse de la peau et du tissu sous-cutané, couche musculaire peu épaisse, fréquence des cicatrices dans les ensellures d'origine traumatique, possibilité de blessures de la muqueuse, difficultés d'éviter une contamination lors de la mise en place du greffon, mobilité (mastication, mimique, flairage, etc.), et exposition du nez aux microtraumatismes (grattage, mouchage, etc.).

Toutes ces raisons expliquent qu'en dehors du refus de l'opéré de subir un prélèvement osseux ou cartilagineux les indications des implants restent exceptionnelles en dehors de la correction de certains nez mongoloïdes.

Techniques de correction des ensellures

Le choix entre ces diverses techniques dépend certes de l'importance de l'ensellure mais surtout de la possibilité de redonner à la pyramide un aspect satisfaisant par un simple comblement ou de la nécessité de rétablir par un montage plus ou moins sophistiqué le soutien et la morphologie de l'arête. Hors les rares cas où une dépression limitée peut être corrigée par une modification des rapports entre les diverses structures nasales, la plupart des interventions nécessitent l'utilisation d'autogreffes prélevées sur place ou à distance et exceptionnellement d'implants.

Cet apport peut constituer la totalité de l'opération mais plus souvent s'intégrer suivant des modalités diverses dans le déroulement habituel d'une septorhinoplastie classique. Dans tous les cas où celle-ci s'avère nécessaire, *c'est par cette intervention qu'il faut commencer* et même lorsqu'il s'agit d'une ensellure limitée, surseoir provisoirement au prélèvement de l'autogreffe, l'expérience montrant que certaines rhinoplasties modelantes permettent d'obtenir un résultat satisfaisant et si ce n'est le cas d'avoir au moins le mérite de réduire le volume de l'apport initialement prévu.

L'anesthésie ne pose pas de problèmes particuliers, qu'il s'agisse de locale par infiltration suffisante pour la mise en place d'un petit greffon, de neuroleptanalgésie pour une septorhinoplastie ou d'anesthésie générale pratiquement indispensable en cas de prélèvement à distance.

Correction des ensellures de petite et moyenne dimensions par modification des structures nasales de voisinage

Résection de la saillie apparente formée par les os propres

Bien qu'il s'agisse le plus souvent d'une « fausse bosse », une résection modérée du dièdre osseux associée à une diminution de projection de la pointe complétée si besoin par l'inclusion d'un micro-greffon en navette ou écrasé, donne d'excellents résultats en rétablissant l'harmonie entre les diverses structures du nez tout en lui conservant souplesse et aspect naturel.

Élévation de l'arête par translation médiane des volets osseux

Cette élévation est plus apparente que réelle, la mobilisation des volets ostéo-cartilagineux créés par les ostéotomies classiques ayant surtout pour effet de corriger l'élargissement de la pyramide qui accompagne son affaissement dans de nombreux cas. La surface souvent réduite des faces latérales de la pyramide osseuse impose de faire des ostéotomies latérales très postérieures au ras du plan facial au besoin en utilisant la voie sous-labiale qui trouve là une de ses meilleures indications. Lorsque la contention externe par plâtre ou tuile s'avère insuffisante elle peut être remplacée suivant la technique de Barret Brown et MacDowell par 2 fils transfixiants noués sur plaquettes de plomb ou de matière plastique doublées de sparadrap pour protéger la peau.

La translation des volets latéraux complète habituellement la résection osseuse et le modelage des alaires. Elle fait aussi partie intégrante de la technique de « push up » de Cottle (ostéotomies latérales obliques associées à une antérotation du septum).

Glissement et rotation des cartilages latéraux

– les triangulaires peuvent être sectionnés parallèlement à l'arête et leur portion centrale ainsi isolée, basculée autour de leur charnière septale, cet adossement étant maintenu par quelques points en « U » ;

– les alaires étant exposés, les crus latérales sont divisées suivant leur grand axe en conservant un étroit pédicule au niveau de la région du dôme. Les portions supérieures, après avoir subi une rotation céphalique de 90°, sont accolées et réunies par des sutures, leur mise en place au niveau de l'ensellure étant guidée par deux fils montés sur aiguilles droites qui après un trajet sous-cutané traversent la peau du dorsum avant d'être noués sur bourdonnet (procédé dit de « l'aile volante » dont il existe plusieurs variantes suivant la voie d'abord et l'utilisation d'une portion ou de la totalité des crus latérales).

Si ces procédés sont classiques, il faut souligner que leur réalisation nécessite des conditions locales trop particulières pour pouvoir être considérés comme fiables et utilisables de manière habituelle.

Élévation de l'arête par correction du septum

Divers procédés peuvent être utilisés suivant la nature des déformations septales ayant entraîné l'affaissement de l'arête cartilagineuse :

– reposition du quadrangulaire sur le vomer ;

– redressement d'une courbure du cartilage par des incisions longitudinales (du côté concave) ;

– mobilisation globale avec antérotation du septum et fixation à l'épine nasale antérieure inspirée de la technique de Cottle ;

– ablation du cartilage déformé, remodelé sur table, les fragments retaillés étant réunis par des sutures avant d'être réinclus (Schuffenecker, Gubisch).

Par leur association, les diverses méthodes qui viennent d'être décrites s'apparentent aux *techniques classiques de rhinoplastie modelante.* Elles permettent d'obtenir d'excellents résultats aussi bien sur le plan fonctionnel que sur le plan esthétique en conservant au nez son aspect naturel, sa souplesse et sa mobilité, mais d'évidence ne peuvent s'appliquer qu'aux ensellures modérées. Dans les déformations plus importantes, il devient nécessaire de les remplacer ou de les compléter par l'adjonction d'un matériau en règle d'une autogreffe, une différence devant être faite en pratique entre la simple inclusion d'un petit greffon le plus souvent trouvé sur place et un apport important, surtout lorsque celui-ci est destiné à rétablir le soutien de l'arête.

Comblement des ensellures modérées par mise en place de petits greffons

Par définition, il ne peut s'agir que d'un procédé de comblement visant à corriger une concavité exagérée mais modérée de l'arête. Cette mise en place d'un matériau quelle qu'en soit la nature peut résumer toute l'intervention ou plus souvent compléter une rhinoplastie de modelage classique ayant préalablement et suivant les circonstances rétréci ou redressé la pyramide, amélioré l'harmonie entre les diverses structures, corrigé les déformations septales, etc. Il est évident que ces manœuvres doivent être faites par *voie sous-muqueuse* ce qui a l'avantage d'assurer au greffon un soutien profond et de l'isoler des cavités nasales septiques. Cependant, si cet abord n'est pas réalisable, la voie transmuqueuse ne constitue pas une contre-indication formelle à la mise en place d'un greffon autologue qui semble suffisamment résistant surtout lorsqu'il est prélevé au niveau de la pyramide, situation s'apparentant à celle d'une blessure de la muqueuse au cours du décollement. Etant donné le volume réduit de l'apport nécessaire, c'est d'ailleurs le site le plus utilisé, ce prélèvement constituant rarement un temps isolé, mais plus souvent un temps contemporain de la rhinoplastie modelante habituellement indispensable, en particulier au cours de la correction des ensellures d'origine traumatique qui constituent la majorité des cas rencontrés en pratique.

Suivant le niveau de l'ensellure, le matériau de comblement peut être :

– *de l'os* prélevé au niveau du vomer, ou aux dépens d'un fragment retaillé des os propres, le « retournement d'une fausse bosse » étant exceptionnel. (Cette mise en place s'apparente aux réinclusions préconisées par Skoog mais en diffère par la finalité, ces dernières visant seulement à corriger l'écart pouvant persister après rapprochement des volets latéraux). La lame perpendiculaire de l'ethmoïde du fait de sa minceur se prête mal à une augmentation de volume mais permet par contre un modelage latéral. Il est rare d'être obligé d'avoir recours aux sources plus abondantes que constituent la mastoïde et le pariétal ;

– *du cartilage* dont la source, en dehors des cas les plus discrets où l'on peut se contenter de fragments prélevés au niveau de la portion céphalique des crus latérales des alaires, est constituée par le quadrangulaire, qui permet des prélèvements relativement importants et de qualité puisque ce cartilage a peu tendance à se déformer ou à se résorber. En dehors du greffon plat classique, il est possible parfois de modeler une pièce de cartilage de forme ovalaire, permettant ainsi d'obtenir un meilleur résultat esthétique. Après avoir taillé les bords latéraux en biseau, le cartilage est incisé sur une partie de son épaisseur avant d'être brisé par pression entre les doigts (la jonction entre les fragments est assurée par une fine couche de fibres collagènes). Suivant le nombre des incisions, on peut ainsi réaliser un greffon en « V » renversé, dont la hauteur peut être augmentée par une barre transversale, ou mieux en « U » dont la convexité permet de reconstituer une arête mousse (Gunter) *(fig. 15)*.

Il existe cependant des cas où le quadrangulaire n'est pas utilisable, la quantité de cartilage prélevable étant insuffisante à cause du volume de l'ensellure, ou parce que le septum a déjà été sollicité au cours d'interventions antérieures, voire rendu inutilisable par une large perfora-

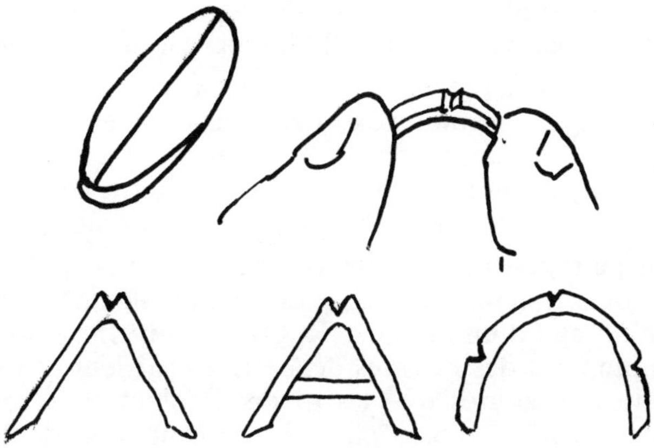

Fig. 15. Greffon septal (technique de Gunter).

tion ou que l'on désire obtenir un greffon de forme particulière. Dans ces cas on aura recours à un prélèvement de cartilage auriculaire à partir d'une incision postérieure qui laisse peu de séquelles. (La courbure des greffons de conque *(fig. 16)* placés transversalement peut constituer un avantage).

Le cartilage est d'utilisation facile quel que soit le conditionnement désiré : baguette ou navette taillées au bistouri, fragment écrasé à la

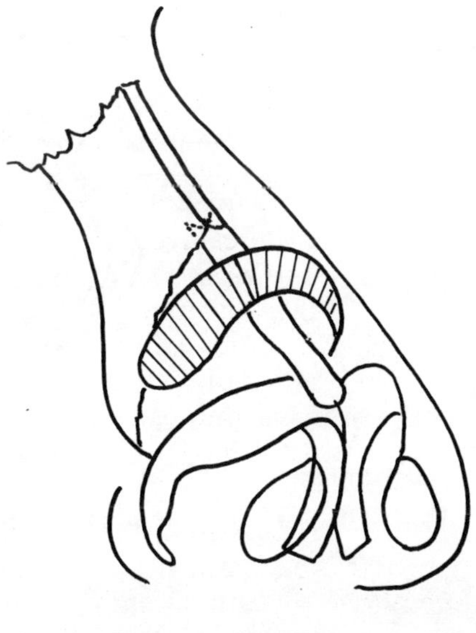

Fig. 16. Montages de greffons auriculaires.

presse pour en réduire l'épaisseur et le fragiliser, ou au contraire couches superposées par sutures et colle biologique pour l'augmenter.

Une mise en place précise est facilitée par un guidage à l'aide de 2 fils montés sur aiguille droite, passés en sous-cutané avant de traverser la peau au niveau de repères tracés préalablement aux limites de l'ensellure, ces 2 fils pouvant être noués sur bourdonnet ou sectionnés au ras des orifices de sortie lorsqu'on utilise du résorbable *(fig. 17)*.

Ce cartilage septal ou auriculaire peut être aussi utilisé au niveau de la pointe pour soutenir une attelle dorsale quelle qu'en soit la nature même lorsqu'il s'agit d'un implant (Regnault). En effet sur le plan théorique et compte tenu des réserves déjà émises sur leur utilisation, c'est dans ces petites ensellures que les divers implants trouveraient leurs moins mauvaises indications. Celles-ci semblent cependant exceptionnelles étant donné la facilité de prélever de petits greffons autologues.

Dans l'ensemble l'utilisation isolée ou en appoint des petits greffons donne de très bons résultats, absence ou réduction au minimum des séquelles de prélèvement, rapidité d'intervention, simplicité des suites opératoires sans prolongement de l'hospitalisation, résorption peu importante et surtout correction de l'ensellure conservant à la pyramide son aspect naturel.

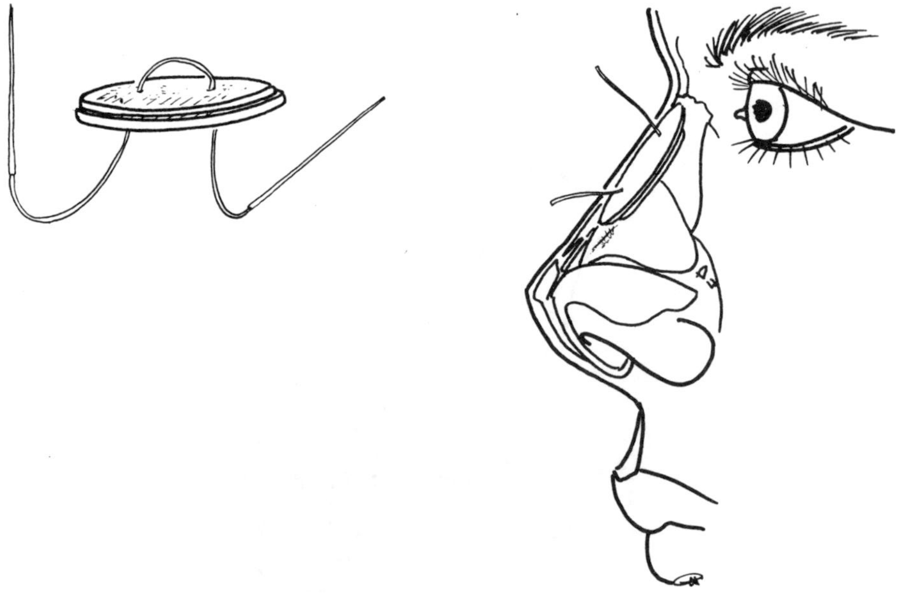

Fig. 17. Mise en place de micrograffons.

Correction des ensellures importantes

Que l'ensellure s'accompagne ou non d'une perte de soutien de la pointe cette correction pose en pratique les mêmes problèmes, qu'il s'agisse de l'apport important de matériau nécessitant en général un prélèvement à distance, de la voie d'introduction, de la mise en place et de la contention du greffon ou des suites opératoires, complications et aléas évolutifs.

Choix du matériau et taille du greffon

Cartilage

Seul le gril costal permet un prélèvement important. Le modelage du greffon se fait facilement au bistouri, le plus souvent sous la forme d'une navette convexe à sa partie moyenne et légèrement concave aux 2 extrémités sur une vue de profil. Mince et étroite à la partie supérieure, elle est d'épaisseur variable à la partie moyenne suivant la profondeur de l'ensellure, légèrement concave dans le sens transversal pour épouser la partie supérieure du dorsum sous-jacent, s'amincissant et se rétrécissant à la partie inférieure *(fig. 18)*. Cette extrémité peut parfois être taillée en baïonnette pour garder un aspect naturel lorsque la voûte alaire est conservée, ou creusée à sa face postérieure si on

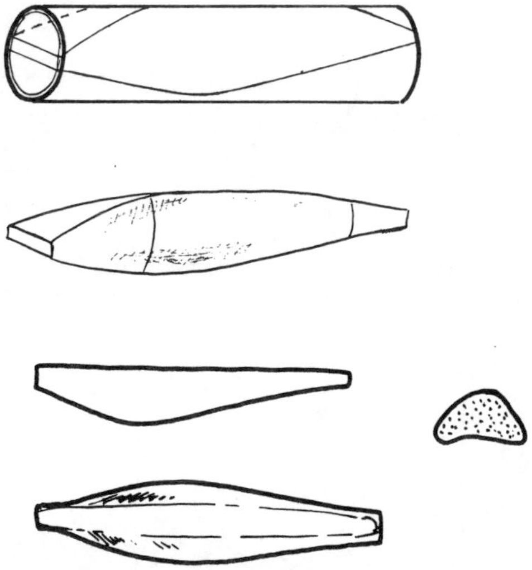

Fig. 18. Taille du greffon cartilagineux.

envisage la mise en place d'un soutien columellaire. Il est plus rare d'utiliser un greffon en « L » difficile à prélever et à tailler surtout au niveau de la branche columellaire qui doit être à la fois assez mince pour pouvoir être glissée entre les feuillets du septum membraneux et assez épaisse pour être résistante. Quant au classique greffon de Gillies à charnière périchondrale, il s'agit là d'un édifice fragile bien difficile à réaliser.

La déformation secondaire des greffons costaux étant un des principaux inconvénients de leur utilisation, on s'efforce de lutter contre cette tendance par divers procédés : non pas l'ébullition qui transformerait l'autogreffe vivante en transplant mort, mais par des artifices de modelage basés sur le principe des « greffes équilibrées » (Gibson). Les schémas reproduits ci-contre illustrent plusieurs moyens d'équilibrer les tensions entre couches périphérique et centrale *(fig. 19)*. Une autre possibilité décrite par Furlan consiste à utiliser l'extrémité des 8ᵉ et 9ᵉ cartilages costaux dont la forme ne nécessite que de faibles retouches et si possible en conservant l'intégrité du périchondre *(fig. 20)*.

Pour Sheen ces inconvénients justifient l'utilisation de la conque prélevée dans sa totalité et roulée sur elle-même en cylindre dont les berges sont suturées au dexon et le centre renforcé par l'inclusion de copeaux de cartilage. Il semble cependant difficile avec ce montage de réaliser une arête fine et naturelle.

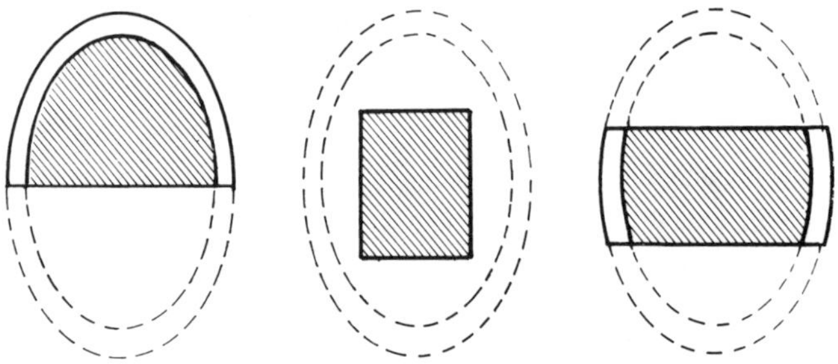

Fig. 19. Greffes équilibrées de Gibson.

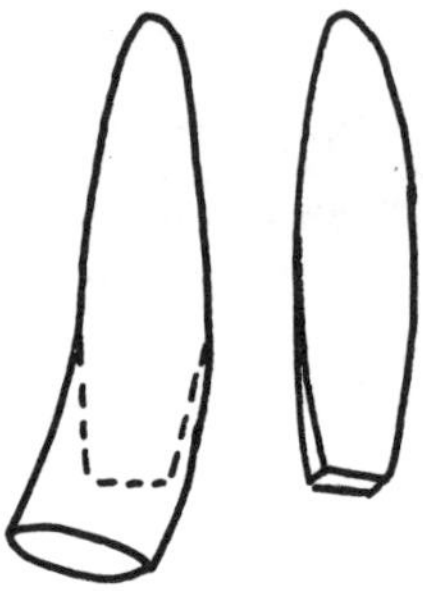

Fig. 20. Greffes de Furlan.

Os

Si l'olécrâne, la mastoïde ou le pariétal peuvent être utilisés pour la correction d'ensellures d'importance moyenne, l'aile iliaque reste pour la majorité des opérateurs le site de prélèvement osseux idéal, tant du point de vue quantitatif puisque c'est le seul qui permette la taille d'un greffon monobloc en « L », que qualitatif par l'association à la corticale d'un spongieux abondant.

La mise en forme du greffon se fait progressivement aux ciseaux frappés (prévoir une planchette de bois stérile) à la pince coupante, à la pince gouge ordinaire et à démultiplication, et la finition pour éliminer les spicules offensants pour la peau et la muqueuse de préférence à la râpe, la fraise risquant de dévitaliser l'os par échauffement, à moins de n'utiliser que des vitesses lentes sous arrosage continu avec du sérum. Le dessin du greffon est identique à celui décrit pour le cartilage, mince à la partie supérieure pour ne pas combler le creux naso-frontal, plus ou moins épais à la partie moyenne se rétrécissant et s'amincissant à nouveau à la partie inférieure. La face inférieure est en général concave transversalement, sauf à la partie supérieure plane ou même dans certaines techniques présentant une crête médiane en « quille de navire » destinée à se glisser dans une rainure creusée au niveau des os propres et de l'épine nasale. Signalons aussi qu'il est indispensable de réséquer la corticale à la face profonde de l'extrémité du greffon si l'on envisage d'orienter le spongieux vers les téguments. Le prélèvement iliaque permet de tailler des greffons d'un seul tenant, la difficulté étant cependant de réaliser une courte branche mince mais suffisamment résistante si possible en conservant le périoste *(fig. 21)*. Dans la plupart des cas, les opérateurs donnent donc la préférence à l'association de 2 greffons plus facile à modeler et à mettre en place. Divers types de montage permettent de les solidariser ; ostéosynthèse au fil métallique, mortaisage dont

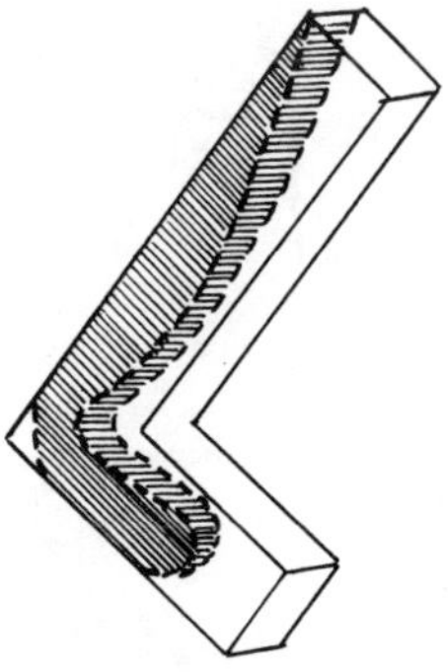

Fig. 21. Greffe monobloc en « L ».

il existe plusieurs modalités (Flageul-Grignon), suivant que le tenon siège sur le greffon dorsal ou sur le columellaire, mais ce qui suppose dans les 2 cas des extrémités assez épaisses, si bien que le procédé le plus répandu parce que le plus simple, reste la réalisation à la face postérieure de l'extrémité du greffon principal d'une cavité ou d'une rainure dans laquelle viendra se ficher le greffon columellaire aminci ou taillé en pointe *(fig. 22)*.

Qu'il s'agisse d'os ou de cartilage le modelage du greffon doit être effectué avec des mesures d'asepsie rigoureuses : changement de gants, table et instruments uniquement réservés à cet usage, immersion dans une solution antibiotique, etc. Les excès de sophistication dans la mise en forme du greffon sont inutiles car rendus vains par les remaniements secondaires et dangereux parce qu'ils augmentent les risques de casse particulièrement malencontreux lorsqu'ils surviennent au stade de finition. Quant au problème de savoir si l'on doit prévoir une hypercorrection susceptible de compenser une résorption du greffon, celle-ci n'étant ni fatale, ni quantifiable, sans parler de réactions fibreuses imprévues, mieux vaut conseiller la mise en place d'un greffon adapté ou excédant à peine le volume de l'ensellure. Une telle question ne se

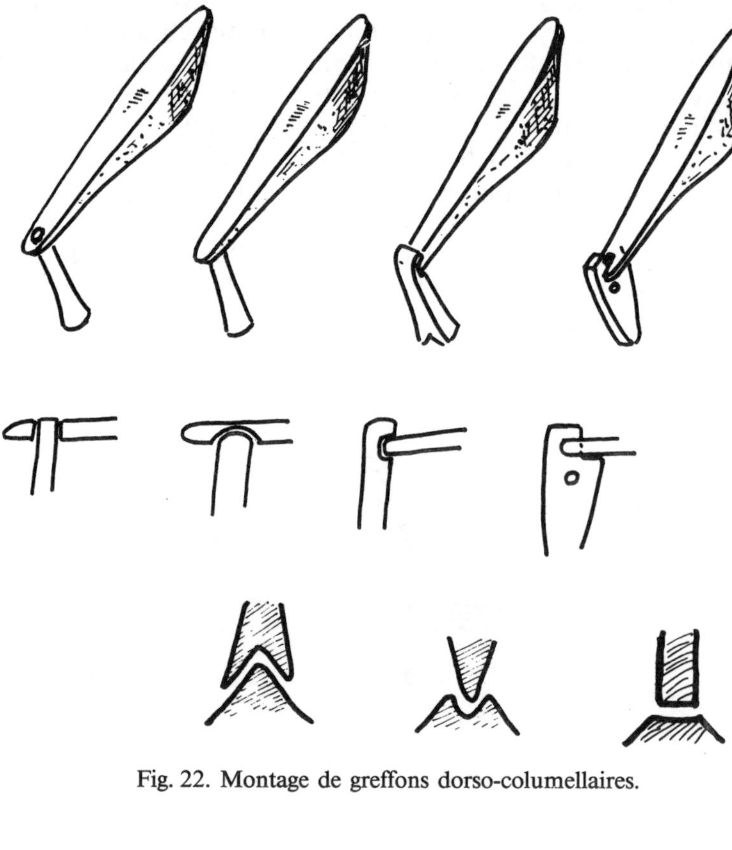

Fig. 22. Montage de greffons dorso-columellaires.

pose pas avec les implants, mais dans ces grandes ensellures surtout avec perte du soutien, ceux-ci n'ont d'autres indications que le refus du patient de subir un prélèvement, ou mis à part le cas particulier du nez mongoloïde, de rares applications d'ailleurs discutables aux ensellures de l'enfant et du vieillard.

En pratique, les opérateurs dans leur quasi-totalité font confiance aux autogreffes de cartilage et d'os. Ces 2 matériaux peuvent être utilisés de manière identique mais en dehors des discussions théoriques et des habitudes, les préférences de la majorité semblent aller au cartilage pour les techniques de comblement et à l'os pour les grandes ensellures avec perte du soutien. Ces 2 matériaux peuvent être d'ailleurs associés, par exemple en utilisant un greffon osseux pour surélever le dorsum et un montage cartilagineux pour augmenter la projection de la pointe (Peck).

Choix de la voie d'abord

Diverses voies d'abord peuvent être utilisées en fonction du type d'ensellure, le choix étant différent suivant que l'on envisage la mise en place d'un simple greffon de comblement ou qu'il s'agit d'une déformation nécessitant la reconstruction d'une néocharpente associée ou non à une septorhinoplastie classique en cas de lésions complexes.

Incisions cutanées limitées

Ces incisions externes ont l'inconvénient de n'assurer le plus souvent qu'un abord étroit et une visibilité réduite. Elles sont donc essentiellement utilisées pour la mise en place de greffons de comblement. Elles ont par contre l'avantage de réduire les risques de contamination de greffon.

Plusieurs éventualités sont possibles *(fig. 23) :*

– incision médiane verticale de la columelle qui reste une des voies la plus simple et la plus directe ;

– incision transversale au niveau de la pointe « en aile d'oiseau » laissant peu de traces mais qui comme la précédente ne donne pas accès à la cloison ;

– incision sourcillière de L. Dufourmentel dissimulée mais ne permettant pas une bonne mise en place du greffon ;

– incision horizontale au niveau de la racine (technique de Wheeler) ;

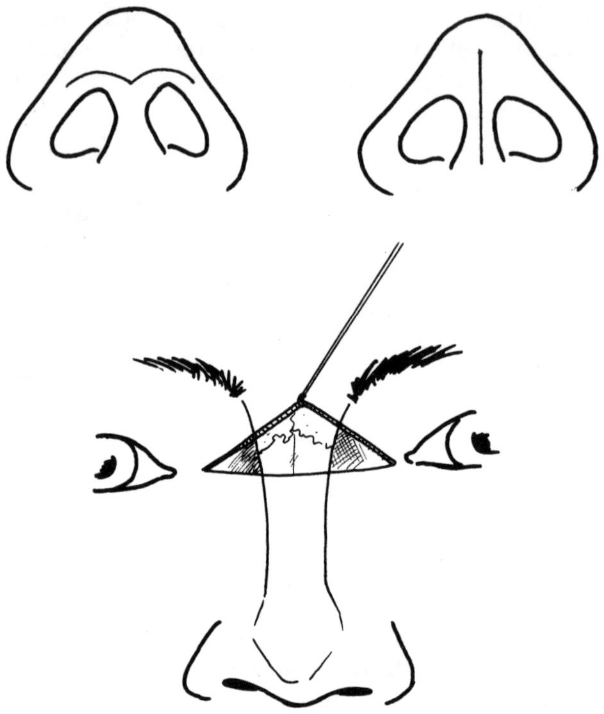

Fig. 23. Incisions cutanées limitées.

– incision bicoronale réservée à l'enfoncement naso-ethmoïdo-maxillo-frontal ;

– voie d'abord à partir d'une cicatrice providentielle.

Incisions endonasales

Ce sont les incisions intersepto-columellaire, inter- ou transcartilagineuses utilisées habituellement dans les septorhinoplasties. Elles ont l'avantage d'assurer un abord large aussi bien sur le dorsum qu'au niveau de la columelle permettant la mise en place du greffon sous contrôle de la vue. Elles constituent d'ailleurs très souvent une voie d'abord indispensable pour corriger les déformations associées fréquentes dans les ensellures traumatiques, cette rhinoplastie modelante préalable permettant même dans certains cas de se passer de greffe ou tout au moins de se contenter d'un simple appoint trouvé sur place. On reproche par contre à cette voie intranasale sa septicité.

Voie buccale

Celle-ci a la faveur de certains auteurs, soit à partir d'une simple incision sous-labiale ou d'un véritable « degloving ». Dans les 2 cas, on peut lui reprocher les risques de contamination du greffon.

Voies de rhinoplastie externe

La voie externe dérivée de la technique de Rethi ou de l'incision en trompe d'éléphant connaît une certaine vogue depuis sa remise à l'honneur par Goodman *(fig. 24)*. Discutable dans la plupart des rhinoplasties modelantes, elle a par contre sa place dans le traitement des ensellures complexes, permettant outre la correction éventuelle des lésions associées, de préparer le lit du greffon, de le mettre en place et de l'immobiliser sous contrôle de la vue et de manière aseptique.

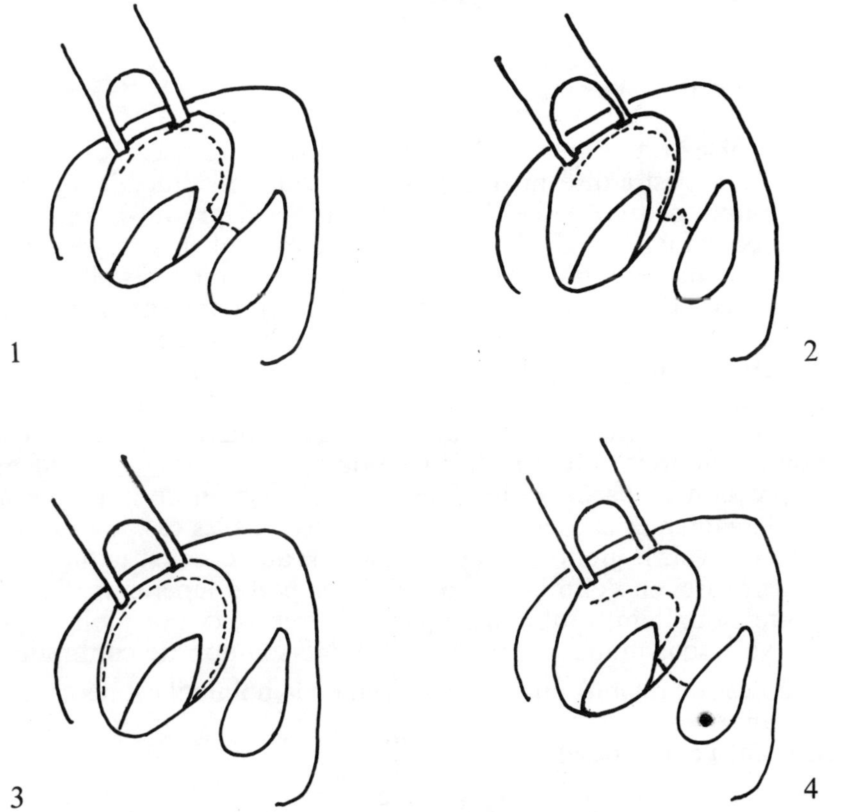

Fig. 24. Rhinoplasties externes (voies d'abord) :
1) Rethi ; 2) Goodman ; 3) Guerrero-Santos ; 4) Wilk.

Parmi les variantes récentes nous citerons :

– la technique de Guerrero Santos évitant l'incision transversale columellaire par une incision marginale bilatérale prolongée jusqu'au pied de la sous-cloison ;

– la voie « columello-transalaire à ciel ouvert » de Wilk, très différente des précédentes puisqu'elle associe une incision columellaire à la jonction 1/3 inférieur – 2/3 supérieurs sectionnant à ce niveau non seulement la peau mais les crus mésiales pour rejoindre l'incision interseptocolumellaire transfixiante prolongée latéralement et en haut par 2 incisions transcartilagineuses. (Cette incision n'entraîne pas de séquelles esthétiques ou fonctionnelles à condition de rétablir la continuité des crus mésiales par un point en « U » de « Vicryl » avant fermeture cutanée).

Création de la logette sous-cutanée. Préparation du lit du greffon, mise en place et immobilisation

La logette sous-cutanée

Au niveau du dorsum, elle doit être strictement adaptée à la taille du greffon, c'est-à-dire ni trop grande ce qui constituerait un facteur d'instabilité, ni trop petite l'excès de tension favorisant la résorption. Cette recommandation classique n'est cependant pas respectée lorsqu'on pratique une rhinoplastie par voie externe, où le décollement des plans superficiels par définition ne se borne pas à une simple logette, ni dans la technique de Wheeler qui préconise dans la correction des nez trop petits un large décollement étendu aux faces latérales de la pyramide, aux régions voisines de la face antérieure des maxillaires supérieures et des bords de l'orifice piriforme de manière à permettre l'utilisation de greffons volumineux susceptibles de corriger non seulement la dépression de l'arête et le manque de projection de la pointe mais aussi d'augmenter la longueur du nez. Dans tous les cas, la logette destinée à recevoir le greffon doit être profonde au ras des structures ostéo-cartilagineuses en s'efforçant si possible à la partie supérieure d'élever le périoste. Si un temps rhinoplastique est entrepris, celui-ci doit emprunter la voie sous-muqueuse en évitant toute solution de continuité.

En cas de rétablissement de soutien de la pointe il est nécessaire de créer une autre logette au niveau et en arrière des crus mésiales en dégageant l'épine nasale.

La création d'un « lit »

Elle ne concerne que les structures osseuses, le but étant d'aviver la surface receveuse afin de permettre la prise du greffon.

Au niveau des os propres après clivage ou ablation du périoste, l'arête osseuse peut être avivée à la râpe, ou mieux par résection aux ciseaux frappés d'une fine lame de corticale ce qui a en outre l'avantage d'abaisser le dorsum et d'éviter un comblement inesthétique de la racine *(fig. 25)*. On peut en profiter pour essayer de créer une ébauche de cavité ou une butée entamant l'épine du frontal destinée à recevoir l'extrémité supérieure du greffon dorsal. L'utilisation de la fraise est dangereuse et ne se conçoit guère que dans la technique de Wheeler, à partir d'une incision située au niveau de la racine permettant en outre la confection d'une rainure médiane dans laquelle viendra s'encastrer le greffon taillé en carène de navire. Les ostéotomies médianes non seulement ne font pas obstacle à la prise d'une greffe mais semblent au contraire la faciliter.

Le contact entre l'épine nasale antérieure et l'étai columellaire peut être diversement réalisé : conservation d'une saillie faisant face à

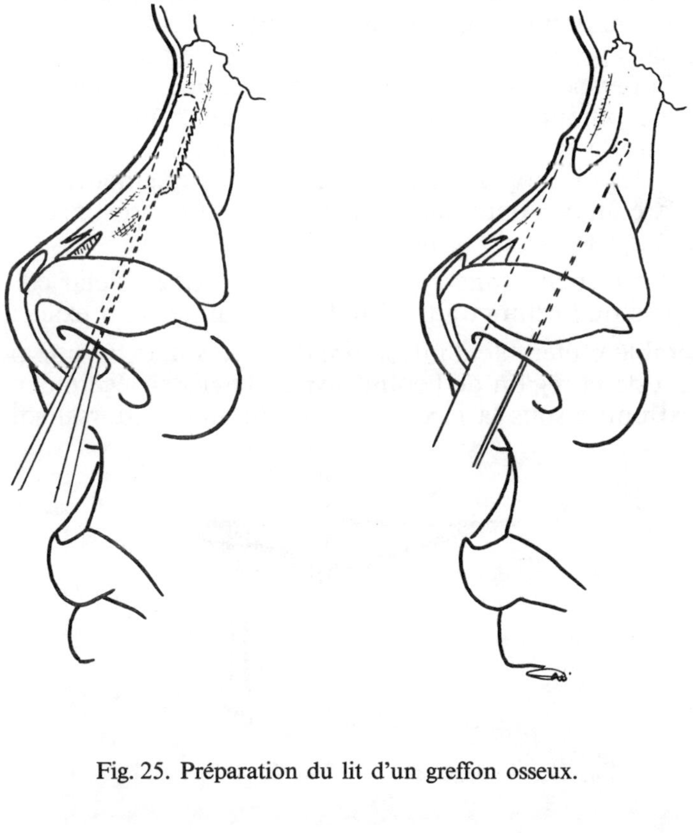

Fig. 25. Préparation du lit d'un greffon osseux.

un greffon en « V » inversé, ostéosynthèse, rainure ou cavité destinée à recevoir une baguette osseuse amincie, ou plus simplement résection de l'épine osseuse à la pince gouge permettant un contact entre deux surfaces planes.

La mise en place du greffon

Quelle que soit sa forme elle est rarement parfaite du 1er coup en dépit des mesures préalables. Très souvent la longueur du greffon doit être rectifiée pour qu'il ne dépasse pas la région du dôme, si bien qu'on est habituellement obligé de faire plusieurs essayages, ceux-ci devant être les moins nombreux possibles pour réduire les risques de contamination du greffon.

En dehors des difficultés de prélèvement, de modelage et de l'handicap que constitue la nécessité de conserver une certaine épaisseur au niveau de la courte branche du « L », la mise en place d'un greffon d'un seul tenant n'est vraiment aisée que par un abord externe de rhinoplastie. Il est donc plus fréquent d'utiliser un double greffon dorsal et columellaire. L'introduction du 1er est relativement facile à condition d'avoir réduit soigneusement les spicules osseux à la râpe. La majorité des opérateurs donnent la préférence à une orientation de la corticale (avec ou sans périoste) vers la peau. Si l'on opte pour la solution opposée dans la perspective théorique d'une revascularisation plus rapide, il ne faut pas omettre d'aviver l'extrémité supérieure du greffon en le débarrassant de sa corticale sur la surface destinée à entrer en contact avec le lit des os propres. Dans les 2 cas, des fragments de spongieux peuvent être utilisés pour augmenter le contact interosseux et améliorer latéralement l'aspect de la nouvelle arête.

Le plus difficile concerne la mise en place de l'étai columellaire, même après que celui-ci ait été taillé à sa dimension exacte.

Il semble préférable d'introduire d'abord son extrémité postérieure au contact de la région de l'épine, avant de glisser légèrement en force l'autre extrémité sous la face inférieure du greffon dorsal soulevé avec

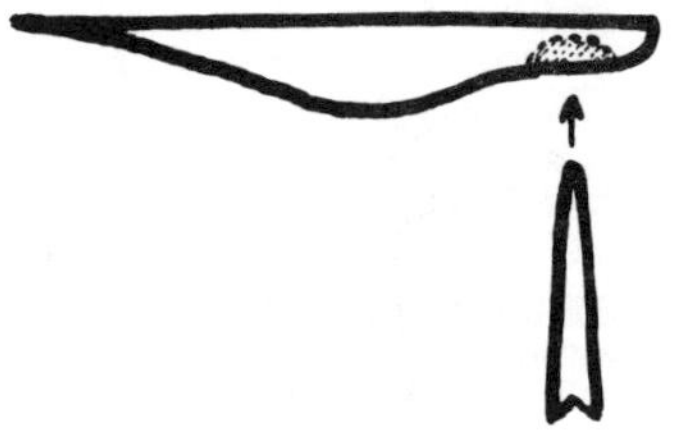

Fig. 26. Montage entre greffons dorsal et columellaire.

un décolleur utilisé à la manière d'un chausse-pieds. (Ce montage cavité-extrémité amincie nous semble plus simple à réaliser que les mortaisages divers qui, en dehors des risques de casse au moment de la confection, sont difficiles à mettre en place sans un abord à ciel ouvert) *(fig. 26)*.

L'immobilisation du greffon

Elle est indispensable d'une part pour éviter un déplacement particulièrement fréquent pour le cartilage et pour assurer un contact intime avec le lit receveur pour l'os.

La confection d'une logette sous-cutanée bien dimensionnée, surtout quand elle peut être complétée par le décollement du périoste, contribue à cette contention mais ne suffit pas toujours pour éviter un déplacement latéral ultérieur ou une bascule antérieure de l'extrémité céphalique du greffon dorsal particulièrement inesthétique et venant diminuer son contact avec la surface avivée des os propres *(fig. 27)*. Il est donc indispensable d'y adjoindre des moyens de contention complémentaires qui peuvent être de deux ordres suivant que le greffon dorsal, fixé à sa partie supérieure réalise une structure en cantilever ou qu'on l'étaye à sa partie inférieure.

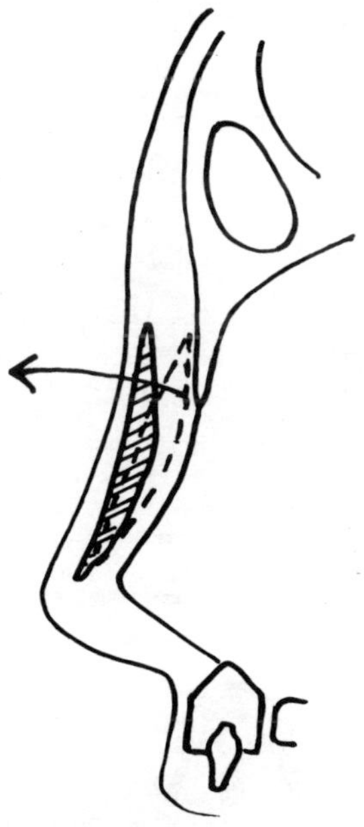

Fig. 27. Bascule du greffon dorsal.

Dans la première alternative on ne peut guère compter sur une éventuelle encoche ou butée très difficile à réaliser aux ciseaux frappés, la fraise n'étant utilisable que lorsqu'on pratique exceptionnellement une incision au niveau de la racine.

La fixation par broche ou vis miniaturisée traversant le greffon a été préconisée mais ces corps étrangers ne sont pas toujours bien supportés. Le procédé le plus simple reste le maintien par des fils métalliques 2 en général passés à travers les os propres à partir de 2 micro-incisions latérales réalisant un semi-cerclage du greffon entaillé sur sa face supérieure (Converse) *(fig. 28)*. Là encore il s'agit d'un matériel augmentant les risques d'infection et de résorption et nécessitant dans le meilleur des cas une ablation ultérieure.

La méthode la plus efficace semble donc le soutien du greffon dorsal à partir de sa partie inférieure ce qui a l'avantage d'éviter la bascule supérieure et lorsqu'il s'agit d'os de le plaquer sur le lit receveur. Ce support peut être constitué par les cartilages alaires, mais même intacts, ceux-ci constituent une structure mobile souvent insuffisante pour éviter tout déplacement latéral ou antéropostérieur. Ce mode de soutien peut cependant être amélioré par des sutures faites sous contrôle de la vue lorsqu'on utilise un abord de rhinoplastie externe.

Dans la très grande majorité des cas le procédé le plus efficace reste le greffon columellaire à condition qu'il soit bien stable au niveau de l'épine et encastré à la face inférieure de l'attelle dorsale. Introduit légèrement de force, il a en outre l'avantage d'accentuer le contact interosseux au niveau de son extrémité supérieure. On peut par contre lui

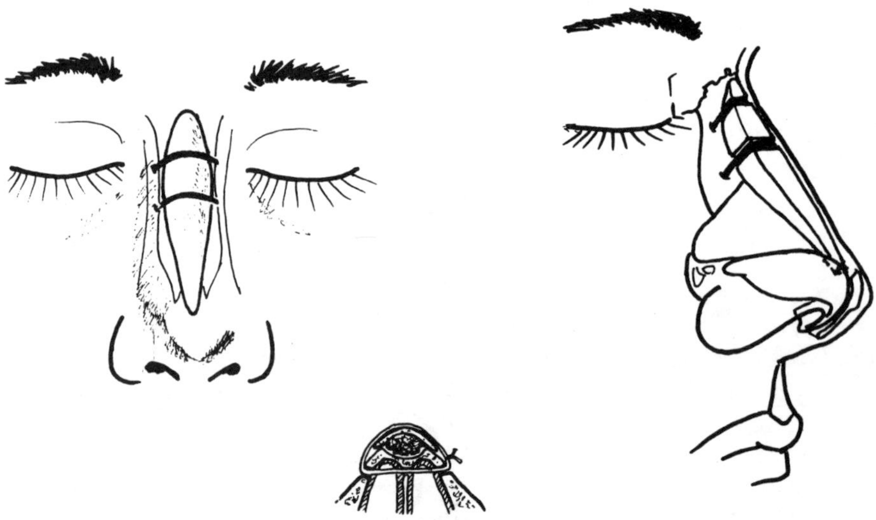

Fig. 28. Immobilisation du greffon par cerclage.

reprocher d'entraîner une certaine rigidité au niveau de la pointe, d'où diverses tentatives pour rendre ce soutien temporaire et revenir à la structure en cantilever, la solidité du montage étant assurée par la « prise » du greffon. Parmi ces moyens, on peut citer la conservation du périoste au niveau de l'épine, l'utilisation d'hétérogreffes comme l'os de Kiel dont la tendance à la résorption devient ici une qualité (Sénéchal) permettant de récupérer secondairement en 7 à 12 mois une certaine minceur de la columelle et une mobilité relative de la pointe résultat pouvant être aussi obtenue par une fracture secondaire du greffon de soutien (Pierre).

Pansement et suites opératoires immédiates

Les diverses incisions étant suturées minutieusement, le pansement associe la mise en place de mèches grasses et une contention externe par tuile ou plâtre. Les 1res sont enlevées au 3e ou 4e jour et la 2e maintenue 10 à 12 jours en surveillant la peau souvent rouge et légèrement tendue les 1ers jours. Les sites de prélèvement doivent de même être surveillés en particulier l'efficacité du drainage.

Malgré toutes les précautions d'asepsie et même en cas d'utilisation d'un abord externe, la manipulation du greffon quelle que soit sa nature risque d'entraîner une contamination d'où pour la plupart des opérateurs, la prescription systématique d'un traitement antibiotique probabiliste contre staphylocoque, pseudomonas, etc., à modifier si nécessaire à la moindre alerte après isolement, culture et étude de la sensibilité du ou des germes en cause. En effet seul un traitement par voie générale massif et adapté, associé si besoin à l'évacuation d'une collection suivie d'une injection locale d'antibiotique, est susceptible de stopper une infection débutante.

En l'absence d'un résultat très rapide, mieux vaut retirer le greffon pour éviter des dégâts irréversibles et ménager l'avenir.

Problèmes particuliers

– Sous cette terminologie il est habituel de décrire la correction des *ensellures complexes,* c'est-à-dire associées à d'autres déformations de la charpente nasale, élargissement, déviation latérale de la pyramide, lésions obstruantes de la cloison, atteinte de la pointe. En fait, ces cas dits particuliers sont en réalité les plus fréquents tout au moins lorsque les ensellures sont d'origine traumatique, ce qui représente en pratique la quasi-totalité du recrutement chirurgical. Au cours de l'exposé technique il a déjà été insisté sur la nécessité de commencer par la correction de ces diverses déformations, la septorhinoplastie pouvant suffire pour corriger une ensellure de taille moyenne avec ou sans adjonction d'un microgreffon ou ne constituer que le 1er temps de l'intervention.

En effet l'abord sous-muqueux, la reposition du septum, les ostéotomies latérales et médianes ne contre-indiquent pas la mise en place d'un greffon dont la stabilité sera assurée par un montage adapté. Certes les difficultés sont variables surtout au niveau de la cloison dont les déformations sont parfois si importantes qu'elles peuvent nécessiter un véritable « évidement sagittal » (Flageul, Grignon) qu'il faut s'efforcer de faire suivre d'une réinclusion des fragments remodelés sur table (Schuffenecker, Gubisch). Ce n'est donc qu'exceptionnellement que doivent être envisagées les interventions en plusieurs temps, le plus souvent septorhinoplastie 1re, complétée quelques mois après par la greffe, rarement attitude inverse, la correction du septum permettant l'inclusion de fragments de cartilage destinés à améliorer la morphologie du dorsum et de la columelle (Tessier).

– Si les pertes de substance cutanée (Type II de Joseph) et les amputations sortent du cadre des ensellures telles qu'elles ont été définies, on peut par contre en rapprocher les *atrophies nasales,* congénitales ou consécutives à un traumatisme de la petite enfance. Sur le plan théorique, le manque cutané mis en évidence après abaissement de la pointe doit être comblé par la mise en place d'un lambeau le plus souvent frontal. Etant donné la rançon esthétique inévitable, cette technique ne se justifie que dans certains cas de raccourcissements cicatriciels majeurs. Mieux vaut dans les autres se contenter d'une amélioration partielle par inclusion d'un greffon le plus volumineux possible mais compatible avec l'élasticité cutanée au besoin après un large décollement cutané comme celui décrit dans la technique de Wheeler. La classique mise en place de greffes ou d'implants de taille croissante au fur et à mesure que l'enfant grandit semble difficilement réalisable et les tentatives éventuelles d'expansion tissulaire non dénuées de danger.

Les nez rétractés après rhinoplastie, séquelles de résections abusives, posent des problèmes de même ordre que Juri traite d'ailleurs par l'inclusion de 2 greffons de conque associés à une attelle prélevée sur le quadrangulaire et mis en place sous contrôle de la vue à partir d'une voie d'abord de Rethi.

Le syndrome de Binder, dysostose maxillo-nasale d'origine génétique, se caractérise par des déformations complexes du maxillaire entraînant une inversion de l'occlusion incisive. Des inclusions itératives ont été préconisées au niveau du nez mais il semble préférable d'attendre la fin de la croissance après récupération d'un articulé normal pour essayer de corriger les déformations nasales. Comme dans les cas précédents la projection du nez se heurte à la brièveté des revêtements muqueux et cutané.

– La correction des *nez « raciaux »* peut aussi être rapprochée de celle des ensellures, puisque l'élévation de l'arête nasale constitue un temps important et parfois le seul de l'intervention.

La demande de modification étant dans la majorité des cas un désir plus ou moins implicite d'occidentalisation, il est impératif de sélectionner les futurs opérés en leur expliquant l'impossibilité d'une transformation complète d'ailleurs non souhaitable sur le plan esthétique ainsi que les difficultés purement techniques. Dans un très grand nombre de cas le problème est en effet complexe, nécessitant des modifications multiples portant sur la largeur de la pyramide, la brièveté de la columelle, l'élargissement du seuil narinaire, le déroulement alaire, etc. La seule correction envisagée ici étant celle du manque d'élévation du dorsum et de projection de la pointe.

En effet, comme dans le cas des ensellures, se pose le problème d'un éventuel apport de matériaux lorsque les techniques classiques de rhinoplastie modelante ne permettent pas un résultat satisfaisant. Les autogreffes de cartilage et d'os conservent leur supériorité incontestable et ce sont en tous cas les seuls à employer dans les nez négroïdes dont la correction nécessite souvent de multiples incisions et excisions.

L'utilisation des *implants alloplastiques* ne se discute donc que dans la correction des nez mongoloïdes, principalement dans les nombreux cas où celle-ci se borne à une élévation du dorsum sans modification de la pyramide osseuse ou des ailes. Ce type d'intervention est très populaire au Japon où la majorité des patients répugnent à l'idée d'un prélèvement et désirent une opération simple et rapide. Très souvent celle-ci se résume à la mise en place d'un implant en silicone dont la forme et la consistance ont fait l'objet de nombreuses recherches (les plus sophistiqués en « silastic » préformé sont de consistance médium pour l'arête et souple au niveau de la columelle) *(fig 29)*. Dans un certain nombre de cas peuvent être ajoutés une cupule arrondie coiffant le dôme des alaires et un implant au niveau de l'épine nasale, destiné à s'opposer à la reconstitution du dépresseur du septum préalablement réséqué (Furukawa).

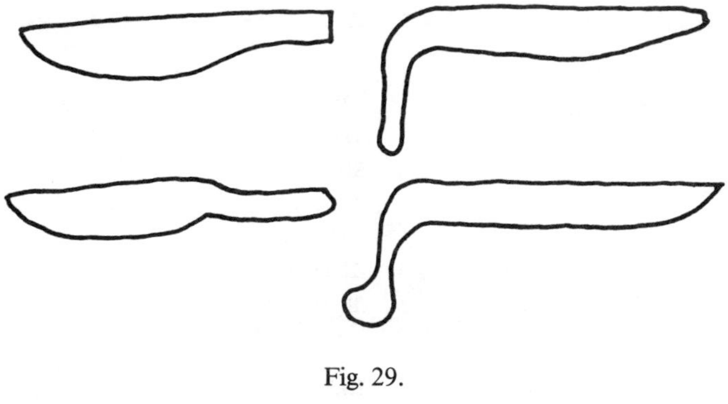

Fig. 29.

La meilleure tolérance des implants dans les nez mongoloïdes est due non seulement à un revêtement cutané plus épais et plus résistant que celui des nez causasiens, mais aussi au fait que contrairement aux ensellures presque toujours d'origine traumatique, l'élévation du dorsum concerne dans la majorité des cas un nez non pathologique dont la peau, la muqueuse et le squelette sont indemnes de toute lésion.

Cette tolérance n'est cependant pas absolue et des auteurs comme Mutou et Shirakabe font état d'infections postopératoires et surtout d'érosions cutanées secondaires au niveau de la pointe ou de la racine nécessitant l'ablation de la prothèse avant perforation et extrusion. L'existence de ces complications, même dans la meilleure indication pour ne pas dire la seule que constitue la rhinoplastie d'augmentation chez l'asiatique, explique la réticence de la plupart des opérateurs à utiliser ces implants dans le traitement des ensellures habituelles.

Parmi les exceptions déjà citées P. Régnault rapporte cependant le bon résultat (à 5 ans) d'implants dorsaux perforés pour faciliter leur immobilisation columellaire en cas d'absence de soutien de la pointe.

Malgré les inconvénients inévitables d'un prélèvement, certains auteurs japonais donnent d'ailleurs actuellement la préférence aux baguettes de cartilage auriculaire, qui en dehors d'une meilleure tolérance que le silicone, permettent d'obtenir un résultat aussi satisfaisant sur le plan esthétique, le problème dans la correction des nez mongoloïdes étant de rétablir une harmonie du visage par élévation modérée de l'arête et non une hypercorrection aboutissant à un aspect caucasien (T. Endo, Y. Nakayama, Y. Ito).

Dans le même esprit, une autre alternative intéressante est l'utilisation de greffons osseux prélevés sur le pariétal dont la fiabilité a été prouvée aussi bien dans les corrections de 1re intention que dans les reprises après échec d'un implant alloplastique (Don Parsa).

Résultats du traitement des ensellures

Les restrictions concernant l'utilisation des hétérogreffes et des implants ayant été exposées, ne seront envisagés que les résultats à distance des autogreffes.

Auparavant il n'est pas inutile de rappeler l'alternative que constituent les possibilités de correction par modification des structures locales de la pyramide associées si besoin à la mise en place de microgreffons le plus souvent cartilagineux prélevés aux dépens du quadrangulaire et plus rarement du pavillon de l'oreille.

Ce procédé malheureusement réservé aux ensellures de petite taille donne non seulement des résultats définitifs, ces microgreffons ayant peu tendance à la résorption, mais excellents sur le plan esthétique, le nez conservant souplesse et mobilité.

Par contre, les résultats du traitement des ensellures complexes et importantes ne sont pas dénuées d'aléas dans les suites proches mais surtout à longue échéance. Le résultat définitif ne peut être en effet jugé qu'au bout de plusieurs années essentiellement par la clinique et seulement par elle pour le cartilage, associée aux examens radiographiques pour l'os. (L'image opaque aux contours nets de la greffe au début devient floue et irrégulière avec des zones de raréfaction, avant l'apparition d'un cal vers le 5e ou 6e mois, la stabilité pouvant être considérée comme acquise à la fin de la 2e année, les remaniements ultérieurs toujours possibles mais limités après cette date ne compromettant plus la forme du nez).

Parmi les complications possibles des greffons, il faut citer :

– *l'infection* devenue rare grâce à l'asepsie opératoire et à l'antibiothérapie systématique ;

– *les risques d'érosion cutanée* dus à un greffon trop volumineux et surtout trop long menaçant la pointe (à corriger d'urgence par une résection à la pince gouge) ;

– *le déplacement* par manque d'adéquation avec le volume de la logette sous-cutanée et surtout défaut d'immobilisation ;

– *la mobilité* pour les inclusions cartilagineuses ;

– *la déformation secondaire* qui constitue l'inconvénient majeur du prélèvement costal ;

– *les fractures* accidentelles des greffes osseuses qui peuvent cependant se consolider après immobilisation, faisant ainsi la preuve de leur vitalité ;

– *les résorptions* partielles ou totales qui concernent aussi bien les greffes osseuses que les cartilagineuses. Certaines causes favorisantes relèvent de l'étiologie de l'ensellure : malformation congénitale, séquelles de maladies infectieuses spécifiques ou auto-immunes même contrôlées ou de fautes opératoires, tension cutanée trop importante, immobilisation défaillante, mauvais contact interosseux.

Dans la majorité des cas, cependant, le mécanisme de cette résorption reste totalement inconnu et imprévisible, une nouvelle greffe faite dans les mêmes conditions que la précédente pouvant aussi bien réussir, que disparaître à son tour.

Conclusion

La correction chirurgicale des ensellures reste un véritable challenge car il est impossible de prévoir le devenir du matériau de comblement ou de soutien habituellement nécessaire. Rarement isolé, cet apport n'est le plus souvent qu'un temps parmi d'autres tout au moins dans les déformations complexes d'origine traumatique qui constituent la quasi-totalité des cas opératoires. Malgré les progrès de la chimie moderne, l'utilisation des implants inertes reste anecdotique ou réservée à des cas très particuliers comme le nez mongoloïde. La biocompatibilité des produits de synthèse n'est pas en cause, les échecs étant dus à la conjonction des facteurs locaux défavorables. C'est donc toujours au cartilage et à l'os que la majorité des opérateurs font confiance. Les avantages et les inconvénients des uns et des autres sont diversement interprétés, la tendance étant néanmoins de donner la préférence aux greffes osseuses dans la correction des ensellures importantes surtout lorsqu'elles s'accompagnent d'une perte de soutien de la pointe. C'est en effet le seul matériau capable d'une « prise » véritable, gage au moins théorique de pérennité. Très souvent on assiste effectivement à la fusion des surfaces osseuses en contact, suivi d'un amincissement modéré et d'un remodelage bénéfique sur le plan esthétique, alors que dans d'autres cas où toutes les conditions favorables sont réunies, l'évolution va se faire vers une résorption partielle ou totale. Dans l'ensemble cependant, les résultats morphologiques satisfaisants et durables, peuvent être estimés à 75 % au prix de la persistance d'un aspect légèrement artificiel dû à la diminution de souplesse et de mobilité de la pyramide nasale.

BIBLIOGRAPHIE SUCCINCTE

Briche D., Dinh-Doan C., Stricker M.
Le gore-Tex : intérêt en chirurgie crânio-maxillo-faciale
Ann. Chir. Plast. Esth., 1988, *33,* 288-294.

Cannoni M., Pech A., Waller P.Y., Zanaret M.
Les greffons en rhinoplastie correctrice, esthétique et fonctionnelle
Ann. Otolaryng., Paris, 1988, *105,* 493-506.

Don Parsa F.
Nasal augmentation with split calvarial grafts in orientals
Plast. Reconstr. Surg., 1991, *87,* 245-253.

Endo T., Nakayama Y., Ito Y.
Augmentation rhinoplasty : observations on 1200 cases
Plast. Reconstr. Surg., 1991, *87,* 54-59.

Flageul G., Grignon J.L.
Reconstruction nasale par autogreffe mortaisée
Ann. Chir. Plast., 1982, *27,* 152-160.

Furukawa M.
Recent methods of rhinoplasty for Orientals. Trans. VIITh Congr. Plast. Reconstr. Surg., Rio de Janeiro Cartgraft, 1979, 455-456.

Goodman W.S., Charles D.A.
Why external rhinoplasty
J. Laryngol., 1978, *7,* 9-12.

Gunter J.P., Rohrich R.J.
Augmentation rhinoplasty : dorsal only grafting using shaped autogenous septal cartilage.
Plast. Reconst. Surg., 1990, *86,* 39-45.

Herman D.

Traitement chirurgical des ensellures nasales. Strasbourg : thèse 1990.

Juri J.

Surgical treatment for secondary retracted nose
Plast. Reconstr. Surg., 1990, *86,* 1202-1207.

Murakami C.S., Cook T.A., Guida R.A.

Nasal reconstruction with articulated irradiated rib cartilage
Arch. Otolaryng. Head Neck Surg., 1991,*117,* 327-331.

Pech A., Jausseran M.

Une enquête sur les implants dans le traitement des ensellures nasales
Ann. Chir. Plast., 1970, *15,* 38-43.

Peynegre R., Bossard B., Gilain L.

Le greffon de poudre d'os amalgamé et armé dans la correction de l'arête nasale.
Ann. Otolaryng., Paris, 1989.

Schuffenecker J., Gubisch W.

Place de l'implant cartilagineux septo-columellaire dans l'amélioration du profil et les reconstructions fonctionnelles et esthétiques de l'auvent nasal.
Ann. Chir. Plast. Esthet., 1986, *31,* 246-254.

Sénéchal G.

Un nouveau procédé de greffe osseuse dans le traitement des ensellures nasales
Ann. Chir. Plast., 1968, *13,* 167-169.

Sénéchal G., Pech A., Wayoff M., Cannoni M., Soudant J., Servant J.M., Monteil J.L., Zanaret M.

Rhinoplastie Esthétique, Fonctionnelle et Reconstructrice. Paris Arnette 1989, 239-263.

Shirakabe Y., Shirakabe T., Takayanagi S.

A new type of prothesis for augmentation rhinoplasty. Our experience in 1600 cases.
Brit. J. Plast. Surg., 1981, *34,* 383-357.

Toriumi D.M., Larrabee W.F., Wallike J.W., Millay D.J., Eisele D.W.

Demineralized bone implant resorption with long term follow-up
Arch. Otolaryngol. Head Neck Surg., 1990, *116,* 676-680.

Wheeler E.S., Kawamoto M.K., Zarem M.A.

Bone grafts for nasal reconstruction
Plast. Reconst. Surg., 1982, *69,* 9-18.

Wilk A., Herman D., Rodier-Bruant C., Kolbe R., Chekkoury H., Lesage L.

Rhinoplastie par voie columello-transalaire à ciel ouvert
Ann. Chir. Plast. Esthét., 1991 (en cours d'impression).

Impressions DUMAS – 42100 SAINT-ÉTIENNE
Dépôt légal : Juin 1991
N° d'imprimeur : 30430
Imprimé en France